MALADIES

DU

PHARYNX NASAL

DES TUMEURS ADÉNOIDES

Avec sept Photographies et six Planches

PAR

HENRI CHATELLIER

ANCIEN INTERNE DES HOPITAUX DE PARIS
PRÉPARATEUR D'HISTOLOGIE A LA FACULTÉ DE MÉDECINE

Ouvrage couronné par l'Académie de médecine

PARIS
LIBRAIRIE J.-B. BAILLIÈRE ET FILS
19, RUE HAUTEFEUILLE, PRÈS DU BOULEVARD SAINT-GERMAIN

1890

MALADIES

DU

PHARYNX NASAL

MALADIES

DU

PHARYNX NASAL

DES TUMEURS ADÉNOÏDES

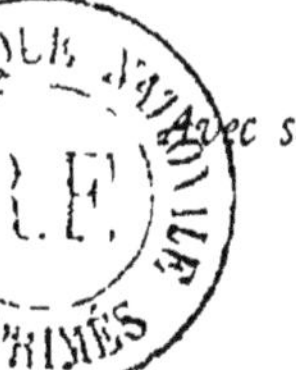

Avec sept Photographies et six Planches

PAR

HENRI CHATELLIER

ANCIEN INTERNE DES HÔPITAUX DE PARIS
PRÉPARATEUR D'HISTOLOGIE A LA FACULTÉ DE MÉDECINE

Ouvrage couronné par l'Académie de médecine

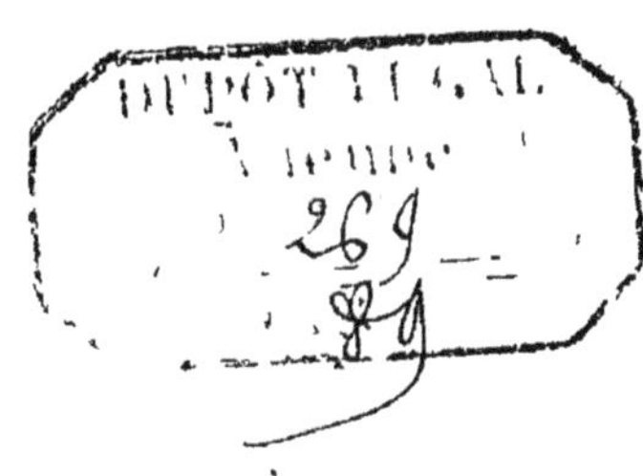

PARIS
LIBRAIRIE J.-B. BAILLIÈRE ET FILS
19, RUE HAUTEFEUILLE, PRÈS DU BOULEVARD SAINT-GERMAIN

1890

AVANT-PROPOS

Il existe normalement dans la muqueuse du pharynx des amas du tissu adénoïde de His.

L'inflammation et la tuméfaction de ce tissu entraînent dans les organes voisins et à distance des accidents dont l'étude est l'objet de ce travail.

Nous laisserons de côté l'histoire de l'angine glanduleuse de l'adulte.

PRÉFACE

Lacauchie le premier, en 1853, puis Ch. Robin et surtout Luschka, en 1868, donnent de bonnes descriptions de l'anatomie normale du pharynx nasal. La même année (1868), A. de Troeltsch voit, par la rhinoscopie postérieure, le tissu malade et signale son influence sur les maladies de l'oreille.

Mais c'est W. Meyer, de Copenhague (1874), qui le premier donne un travail complet sur cette question.

Cinq ans plus tard (1879), paraît en France l'excellente monographie de Lœwenberg.

Ces deux travaux sont des plus complets et des plus judicieux.

MALADIES
DU
PHARYNX NASAL

CHAPITRE PREMIER

§ I. — ANATOMIE NORMALE

Le pharynx se développe aux dépens de la portion la plus élevée du conduit intestinal, à laquelle viennent s'adjoindre, par l'intermédiaire des fentes branchiales, des éléments issus du feuillet externe du blastoderme. Ainsi se trouve expliquée la présence, dans l'organe qui nous occupe, de deux variétés d'épithélium, pavimenteux et cylindrique, de papilles et de follicules clos.

Ces derniers ont une origine embryonnaire assez tardive. Avant le septième mois, on n'en trouve aucune trace. Les recherches que nous avons entreprises sur ce point concordent pleinement avec celles de Frey.

Chez un fœtus de sept mois, nous avons trouvé la muqueuse très nettement différenciée des tissus sous-jacents.

Le chorion est constitué par une couche d'éléments du tissu conjonctif embryonnaire (cellules fusiformes et cellules rondes) et une matière amorphe abondante. De nombreux vaisseaux circulent dans son épaisseur.

Dans certaines places, les cellules rondes se trouvent en nombre considérable, mais disséminées sans ordre, dans le chorion et ne formant rien qui rappelle un follicule clos. Comme ces éléments sont de tous points semblables à ceux qui sont infiltrés dans les follicules, on peut se demander s'ils ne constituent pas les premiers vestiges de ce qui plus tard sera un follicule. C'est là de notre part une simple hypothèse.

On trouve en outre des cavités glandulaires très nettes et constituées par un simple cul-de-sac. Leur cavité est remplie d'un épithélium cubique opaque.

Sur le fœtus à terme, on trouve le tissu adénoïde parfaitement constitué.

Chez l'adulte, le tissu adénoïde constitue l'amygdale de Luschka située à la voûte du pharynx. De plus, il envoie des prolongements sur la face supérieure du voile palatin et dans les trompes, où il forme ce que l'on a improprement appelé l'amygdale tubaire. Enfin, le tissu adénoïde peut s'étendre dans l'épaisseur de la muqueuse du cornet inférieur, où elle s'avance plus ou moins loin.

Ces données d'anatomie normale, les seules qui nous intéressent, sont nécessaires pour comprendre comment le pharynx nasal peut être comblé par le tissu hypertrophié, et comment l'oreille moyenne se trouve tout particulièrement menacée.

§ II. — ANATOMIE PATHOLOGIQUE

A. *Chez l'enfant.* — Le tissu adénoïde, en s'hypertrophiant, prend plusieurs formes macroscopiques qu'il est important de connaître.

Parfois, le tissu est disséminé en nappe et occupe tous les points de la surface interne du pharynx nasal, et est uniformément augmenté de volume ; la muqueuse semble comme infiltrée. On ne trouve pas de tumeur à proprement parler.

Plus souvent l'hypertrophie n'est pas uniformément diffuse comme précédemment, mais forme par places des tumeurs de forme, de volume et de siège variables.

Tantôt toute l'arrière-cavité des fosses nasales est comblée par une masse sans forme définie.

Tantôt à la voûte sont appendues des excroissance polypiformes nombreuses.

D'autres fois enfin, la tumeur est arrondie, sessilc, implantée par une large base.

Le siège est aussi fort important à noter.

Si la tumeur est appendue auprès des trompes, les orifices de celles-ci sont particulièrement exposés à l'obstruction. Si elle siège plus sur la ligne médiane, le conduit respiratoire est au contraire plus intéressé.

Nous avons procédé à l'examen histologique de tumeurs adénoïdes, et c'est d'après l'étude de coupes fort nombreuses que nous avons rédigé la description qui va suivre.

Les pièces, aussitôt après leur extraction, ont été mises dans l'alcool au tiers, puis durcies dans la gomme et l'alcool.

Nous avons employé plusieurs modes de coloration, hématoxyline, glycérine éoso-hématoxylique, carmin ammoniacal, etc.

Le procédé qui nous a donné les meilleurs résultats a été le suivant : les coupes, recueillies dans l'eau légèrement alcoolisée, ont été traitées par le pinceau et colorées au moyen de la solution habituelle de picro-carmin. Il est nécessaire de laisser la substance colorante agir pendant une heure environ. L'excès de matière colorante est enlevé au moyen d'un papier buvard, puis la pièce est montée dans la glycérine légèrement picriquée et additionnée d'une petite quantité de la solution picro-carminée.

Au bout de quelques jours, les pièces sont suffisamment colorées et éclaircies.

Nous étudierons successivement le revêtement épithélial et la masse de la tumeur.

1° Revêtement épithélial. — La tumeur est recouverte, dans toute son étendue, sauf au niveau du pédicule, par une couche non interrompue d'épithélium vibratile. Entre les lobes, la couche épithéliale s'insinue en s'adossant à elle-même.

A un fort grossissement (ocul. 1, obj. 8 de Hartnarck) on peut étudier facilement les cellules.

On distingue nettement une couche de cellules hautes, étroites, cylindriques par conséquent, et très régulièrement rangées les unes contre les autres. Une de leurs extrémités, effilée et se terminant en filament, correspond à l'implantation; l'autre extrémité, au contraire, est plus élargie et dirigée vers la périphérie; c'est l'extrémité libre. Quelques-unes sont caliciformes.

Le noyau fixe très énergiquement le carmin; il occupe l'extrémité adhérente ou effilée de la cellule et par conséquent se trouve éloigné de son extrémité élargie ou base. Sa forme est ovoïde; il occupe la moitié ou le tiers de la longueur de l'élément et renferme un ou deux nucléoles.

Il est rare de rencontrer deux noyaux dans ces grandes cellules cylindriques.

Le protoplasma, granuleux d'apparence, est relégué dans l'extrémité élargie ou périphérique de la cellule. Autour du noyau, il s'en trouve peu ou pas.

L'extrémité périphérique de la cellule se termine par une surface polygonale sur laquelle est implanté un pinceau de cils vibratiles nombreux, très apparents et bien conservés. Ils reposent sur la plate-forme de la cellule. Dans certaines positions de l'objectif on dirait que celle-ci est munie d'un plateau. Il n'en est rien cependant.

Au-dessous de cette couche, il s'en trouve une autre formée d'éléments fusiformes, entre lesquels s'enfoncent les extrémités filiformes des cellules cylindriques. Les cellules qui la composent sont ovoïdes et se terminent par des extrémités atténuées. Leur protoplasma peu abondant entoure un gros noyau. Ce sont des cellules épithéliales jeunes destinées à remplacer celles qui meurent.

Cette couche est très fournie en éléments et a une grande activité de reproduction. Certaines cellules sont plus volumineuses et renferment deux gros noyaux très nets. En certains points la nappe des cellules ovoïdes est formée de plusieurs couches superposées et orientées de telle sorte que leur grand axe soit perpendiculaire à la surfaee d'implantation.

Les cellules qui forment la couche la plus profonde sont assez régulièrement sphériques et formées d'un gros noyau entouré d'une mince zone de protoplasma.

Ces éléments épithéliaux sont séparés du tissu sous-jacent par une basement-membrane qui, par places, apparaît de la façon la plus nette et la plus évidente.

2° Tissu de la masse de la tumeur. — La tumeur est formée par un tissu très dense. A son centre cheminent de nombreux vaisseaux, et à la périphérie de nombreux follicules clos sont rangés en couche régulière, voisins les uns des autres et donnant à la surface un aspect mamelonné.

Sur une coupe fine, à un faible grossissement, on se rend parfaitement compte de cette disposition. On y voit très nettement le tissu qui forme la masse de la tumeur s'insinuer entre les follicules clos, et entourer chacun d'eux en le séparant de ceux qui l'avoisinent et de la couche épithéliale.

Réseau de fibrilles. — A un fort grossissement (ocul. 1, obj. 8 de Hartnack), la pièce ayant été traitée par le pinceau, on aperçoit une trame formée de filaments nombreux qui s'anastomosent les uns avec les autres et forment un réseau. Les points d'anastomose des filaments forment des *nœuds* ou corps étoilés dont les prolongements ne sont autres que l'origine ou la terminaison des filaments qui constituent la trame du tissu.

Parmi cés nœuds, les uns renferment un noyau qui fixe énergiquement le carmin, bien plus énergiquement même que le noyau des cellules endothéliales des vaisseaux voisins. Quelquefois le noyau est volumineux et comme vésiculeux ; d'autres fois il est petit, ratatiné et de forme triangulaire ou étoilée.

D'autres nœuds ne renferment pas de noyau, ils sont constitués par la simple anastomose de plusieurs fibrilles.

Les filaments entrent en connexion directe avec les vaisseaux, et il n'est pas rare d'en voir se perdre dans leur paroi externe, paroi avec laquelle ils se continuent sans trace de démarcation. Souvent en ce point on voit un noyau.

Immédiatement au-dessous du revêtement endothélial, les filaments forment une couche plus serrée ; ils sont plus rapprochés et plus courts. Aux points d'entre-croisement on trouve presque toujours un noyau. Le grand axe des mailles est parallèle à la surface.

La disposition de la couche superficielle est donc semblable à celle du centre de la tumeur. Elle s'en distingue seulement en ce que les mailles du réseau sont beaucoup plus étroites.

Il est à remarquer que la couche sous-épithéliale

n'a, par suite de ce que nous venons de dire, aucune similitude avec le chorion de la muqueuse, là où celle-ci est dépourvue de tissu adénoïde.

On ne peut donc dire, comme certains auteurs, que la tumeur est formée par une plicature de la muqueuse, attendu qu'il n'y a pas de muqueuse, le réseau que nous venons de décrire existant seul et à l'exclusion de tout autre tissu.

Si, maintenant, nous nous demandons quelle interprétation on doit donner du réseau que nous venons de décrire, nous nous trouvons en face de plusieurs opinions totalement différentes.

La plupart des auteurs allemands : His, Frey, etc., etc., considèrent le réseau de fibrilles comme formé par les prolongements anastomosés de cellules étoilées du tissu conjonctif; les nœuds fertiles ne seraient autre chose que les corps de ces cellules munies de leur noyau.

M. Ranvier, d'après l'étude de pièces traitées par l'injection interstitielle de nitrate d'argent, pense que les réseaux sont tapissés par des cellules endothéliales. Les noyaux des nœuds fertiles ne seraient autre chose que les noyaux de ces cellules endothéliales.

Enfin, M. Rémy (1), à la suite d'expériences très

(1) Des injections de sang dans la cavité péritonéale, thèse de Grenel, 1883. Paris, chez Davy.

bien conduites, est arrivé à injecter le tissu médullaire des ganglions lympathiques, tissu analogue à celui qui constitue la masse des tumeurs qui nous occupent.

Voici comment procède M. Rémy : il injecte dans la cavité péritonéale d'un lapin du sang d'oiseau défibriné, et au bout d'un certain temps extirpe à l'animal vivant des ganglions lymphatiques dans lesquels le sang injecté a pénétré par l'intermédiaire des vaisseaux du centre phrénique. La pièce est aussitôt placée dans un liquide fixateur, puis durcie, coupée et colorée par les procédés habituels.

Sur des pièces ainsi préparées on voit, non pas des fibrilles grêles comme nous l'avons décrit précédemment, mais un réseau anastomosé de *larges canaux remplis par les globules sanguins* injectés dans la cavité péritonéale, et plus ou moins altérés, quelquefois même réduits à un simple noyau.

Sur les pièces non injectées par le procédé de M. Rémy, les canaux restés vides se ratatinent, leurs parois s'accolent et constituent les filaments grêles qui forment le réseau anastomosé que nous avons décrit.

Le tissu adénoïde serait donc essentiellement formé par un riche réseau de larges canaux qui communiquent avec les voies lymphatiques, comme le prouvent les expériences de M. Rémy, et dans lesquels circule la lymphe.

Il y a dès lors tout lieu de se demander si les noyaux qui siègent dans ce que l'on appelle les nœuds fertiles ne sont pas des cellules lymphatiques qui se sont réfugiées dans les espaces plus larges que constitue le confluent de plusieurs canaux, et déformées par la compression qu'exercent sur elles, en se rétractant, les parois des canaux.

Cette dernière opinion, qui nous est entièrement personnelle, et que nous n'émettons qu'à titre d'hypothèse, puisqu'elle n'a pas de confirmation expérimentale, présente cependant toute vraisemblance, et expliquerait pourquoi ces noyaux fixent le carmin d'une façon beaucoup plus intense que ceux des cellules endothéliales des vaisseaux voisins, qui se colorent seulement en rose assez pâle. Les noyaux des nœuds d'entre-croisement se comportent vis-à-vis de la matière colorante exactement comme les cellules rondes que nous décrirons plus tard et qui, fort probablement, ne sont autre chose que des cellules lymphatiques.

Vaisseaux. — Au centre de la tumeur on rencontre de très nombreux *vaisseaux*.

Les uns ont la structure des petites artères, ils ont une section circulaire ou ovoïde, des parois épaisses et surtout une couche de fibres musculaires très abondante.

D'autres vaisseaux, beaucoup plus nombreux, sont de petit calibre. Les uns sont formés par une simple couche de cellules endothéliales, les autres ont en outre une enveloppe réticulée. De la surface de celle-ci partent de nombreux prolongements qui vont se perdre dans le tissu périphérique, où ils s'anastomosent avec le réticulum qu'ils contribuent à former.

Dans certains vaisseaux, la tunique réticulée est formée de couches concentriques de fibrilles anastomosées, écartées les unes des autres, et limitant entre elles des espaces remplis de cellules rondes.

La tunique endothéliale a toujours le même aspect, que le vaisseau soit ou ne soit pas pourvu de tunique réticulée. Les cellules qui la composent sont plates et munies d'un noyau très plat également, de forme ovalaire, qui se colore en rose pâle par le picro-carmin. Dans certains vaisseaux, sur une coupe perpendiculaire au grand axe, les cellules endothéliales apparaissent vésiculeuses et donnent un aspect festonné à la surface interne du vaisseau. Ces cellules sont évidemment tuméfiées et indiquent la grande activité vitale du vaisseau.

Certains vaisseaux renferment des leucocytes rangés en pile et remplissant tout leur calibre. Quand le vaisseau est petit, les globules blancs sont sur une seule colonne; quand il est plus volumineux, il y a plusieurs rangées de globules.

Éléments ronds. — Les mailles du réseau de fibrilles que nous avons précédemment décrit sont remplies par des éléments ronds qui en comblent tous les espaces, et qui sont en si grand nombre que, pour apercevoir le réseau, il faut chasser ces éléments au moyen du pinceau.

Ces cellules sont très régulièrement arrondies, elles fixent le carmin et prennent une belle coloration rouge, quand on a laissé le réactif agir suffisamment longtemps. On dirait qu'elles sont uniquement constituées par un noyau, car on ne voit aucune trace de protoplasma autour de la partie colorée.

Ces éléments sont surtout nombreux autour des follicules clos et dans la couche sous-épithéliale. Ils n'affectent avec le réseau de fibrilles que des rapports de voisinage.

On en trouve aussi dans certains points au milieu des cellules épithéliales.

3° FOLLICULES CLOS. — Les follicules clos qui forment une couche très fournie à la périphérie ont une structure identique à celle de tous les follicules clos ; on y trouve une trame très lâche servant de support à de nombreuses petites cellules rondes, et des vaisseaux capillaires formés d'une simple couche endothéliale dont on voit toujours une ou plusieurs ramifications dans le champ de la préparation après que l'on a traité la pièce par le pinceau.

En résumé, d'après l'exposition que nous venons de faire, les tumeurs adénoïdes du pharynx sont constituées par le tissu adénoïde de His, dont l'aspect histologique est des plus caractéristiques.

Nous avons aussi traité des pièces fraîches par l'acide osmique à 1/100, nous n'y avons trouvé aucune trace de dégénérescence graisseuse des éléments anatomiques ni de fibres nerveuses à myéline.

Nos examens concordent donc pleinement avec ceux des observateurs qui nous ont précédé, notamment avec ceux de M. le professeur Cornil.

Au point de vue des aspects microscopique et macroscopique, nous recommandons de consulter les excellentes figures que l'on trouve dans les ouvrages de Morell-Mackenzie sur les maladies de la gorge et du nez, et de E. Woakes sur le catarrhe retro-nasal.

La description histologique qui précède explique suffisamment pourquoi nous avons repoussé la dénomination de *végétations* donnée jusqu'ici aux productions adénoïdes du pharynx; en effet, celles-ci n'ont aucun des caractères qui caractérisent la végétation; elles n'en ont ni la structure, ni le mode de reproduction. Nous avons préféré employer l'expression de *tumeur* qui, du moins, n'a pas l'inconvénient de représenter et d'entretenir une idée fausse.

B. *Chez l'adulte.* — Le tissu qui constitue l'amygdale palatine hypertrophiée, ou si l'on veut les tumeurs adénoïdes, est soumis à une évolution qui s'accentue à mesure que le malade avance en âge, peut-être sous l'influence des seuls progrès de l'âge, peut-être plutôt parce que la maladie, dont les tumeurs adénoïdes ne sont que l'expression anatomique, évolue elle-même avec l'âge du sujet.

Les masses adénoïdes qui, chez l'enfant, étaient volumineuses et molles, s'affaissent chez l'adulte et prennent une consistance plus grande. Leur surface devient plus lisse, les saillies que forment les follicules ne sont plus visibles.

Les tumeurs prennent alors des formes variées suivant leur disposition primitive et suivant aussi les hasards de la rétraction. Au point de vue macroscopique l'aspect est des plus variés, et comme on le constate facilement par la rhinoscopie postérieure, nous en renvoyons la description détaillée au chapitre de la symptomatologie.

Chez le malade dont nous rapportons ici l'observation, la tumeur avait pris l'aspect spécial que Tornwald décrit sous le nom de pharyngite sacculaire. Le fait a son importance, car il permet peut-être d'expliquer d'une façon simple certains états morbides décrits par cet auteur et que les anatomistes se sont efforcés d'interpréter en appelant à leur aide les données encore fort incertaines que nous possédons sur les rapports embryogéniques de l'extrémité supérieure du tube digestif avec la selle turcique et le corps pituitaire.

M. X..., 21 ans, laboureur, se plaint d'une surdité progressive pour laquelle il vient demander des soins. Le début de cette surdité remonte à l'enfance, mais ne peut être autrement précisé.

L'examen fonctionnel et objectif fait porter le diagnostic d'otites moyennes scléreuses vulgaires. Membranes tympaniques opaques épaissies, non enfoncées, mobiles; audition pour la montre au contact seulement. Diapason vertex bien entendu des deux côtés, de même que le tic-tac de la montre appliquée sur les apophyses mastoïdes. Les trompes sont largement perméables. La douche d'air n'améliore pas l'audition.

Rhinoscopie postérieure. — A la voûte pharyngienne et descendant jusqu'entre les pavillons tubaires, existe une saillie globuleuse, de coloration rougeâtre, au centre de laquelle on voit très nettement un petit orifice ovalaire, verticalement dirigé, limité par deux lèvres latérales, long de 2 à 3 millimètres. Il ne sort rien de cet orifice. Rien à l'extrémité pharyngienne des cornets inférieurs.

La rhinoscopie antérieure ne dévoile rien d'anormal.

Nous enlevons la tumeur au moyen de la pince ordinaire à tumeurs adénoïdes.

Cette tumeur présente à l'examen direct les mêmes caractères qu'à la rhinoscopie.

Les deux lèvres de l'ouverture signalée plus haut se laissent entr'ouvrir facilement; on voit alors en arrière de l'orifice une petite cavité pénétrant toute l'épaisseur de la tumeur et remplie de mucus.

De chaque côté de cet orifice la tumeur est lisse et recouverte d'une épaisse couche de mucus.

La pièce est mise immédiatement dans l'alcool à 1/4.

Le lendemain elle est dessinée d'après nature par notre ami O. Benoit, externe des hôpitaux.

La figure ci-jointe représente la pièce au grossissement de 2 diamètres.

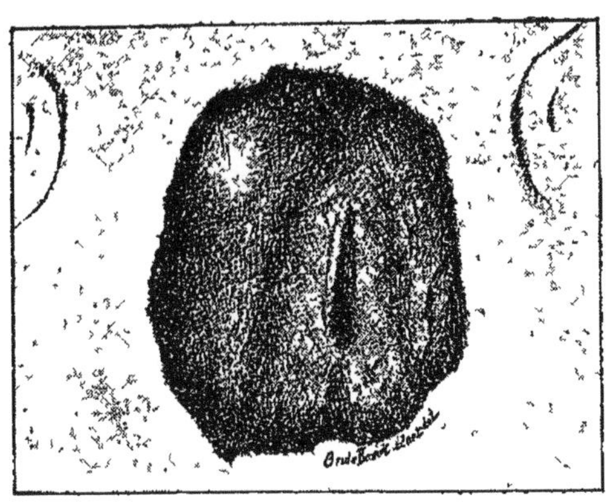

Fig. 1.

Dès ce moment, c'est-à-dire après un séjour de 24 heures dans l'alcool au 1/4, on commence à voir deux dépressions latérales et longitudinales; en même temps, la petite ouverture signalée plus haut s'allonge. A l'angle supérieur gauche il se forme une petite masse arrondie que nous avons reconnu plus tard être du mucus.

La pièce est alors traitée par de l'alcool de plus en plus concentré et montée dans le collodion. Mais à mesure qu'augmente la concentration de l'alcool, on voit la pièce se couvrir d'une couche de mucus coagulé de plus en plus épaisse; en même temps, sa configuration change. Des sillons profonds se creusent de plus en plus au milieu et sur les côtés, de telle sorte que quand la déshydratation est terminée elle a un aspect lobulé et est formée de quatre saillies longitudinales séparées par trois sillons très accusés.

Cet aspect est encore plus accusé quand on détache la couche de mucus coagulé. A ce moment on ne voit plus d'orifice conduisant dans une cavité, mais un sillon profondément creusé.

L'orifice que nous voyions sur le vivant, sur la pièce fraîche, correspondait évidemment à un point où le mucus qui nivelait les anfractuosités faisait défaut. Quant à la cavité, ce n'était évidemment que l'espace compris entre deux lobes juxtaposés.

La pièce incluse dans le collodion est coupée, colorée et montée. Nous donnons ici deux autres dessins représentant : l'un (fig. 2) l'aspect d'une coupe vue à un faible grossissement (2 diamètres), l'autre (fig. 3), l'aspect d'un point vu à un grossissement plus fort (obj. 4, ocul. 1., Bezu).

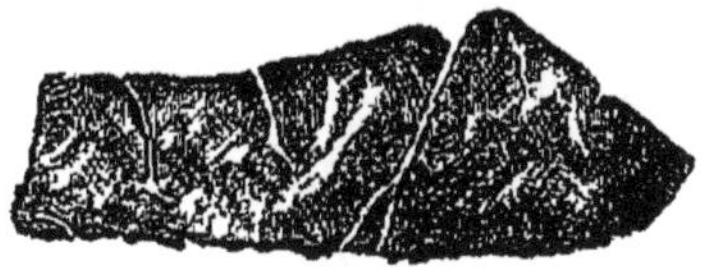

Fig. 2.

Dans le premier cas, on voit l'ensemble; au cen-

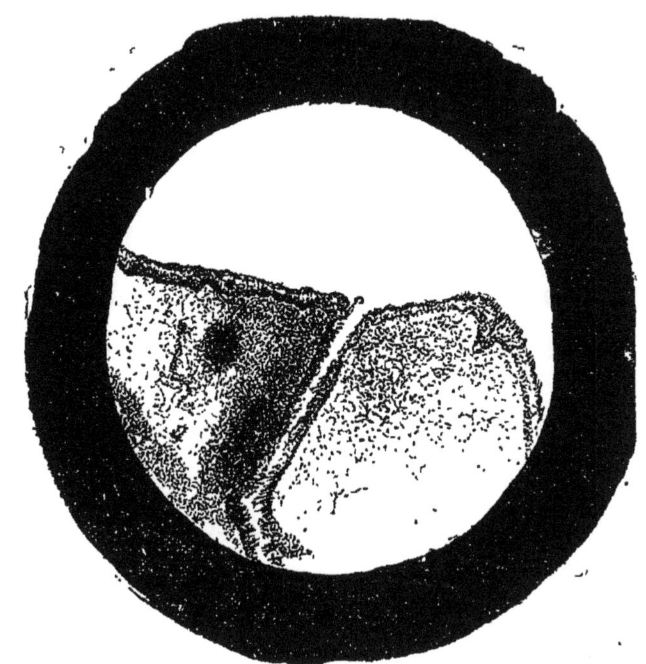

Fig. 3.

tre, une anfractuosité profonde correspondant à ce

qui simulait une cavité sur la pièce fraîche et sur les parties latérales des dépressions moindres, correspondant aux sillons latéraux.

La seconde figure représente l'une des anfractuosités tapissée par un épithélium stratifié vibratile et dans le voisinage deux follicules clos, isolés et séparés par un tissu moins opaque. Ce tissu moins opaque, ou pour mieux dire dans lequel on voit moins de noyaux colorés, est constitué par du tissu conjonctif adulte, dense, au milieu duquel sont disséminés des noyaux colorés appartenant à des corpuscules du tissu conjonctif et à des leucocytes.

Si l'on compare une préparation de tumeur adénoïde de l'enfant à une autre provenant de la tumeur adénoïde de l'adulte que nous venons de décrire, on est immédiatement frappé par leur aspect différent. Chez l'enfant, les follicules clos sont énormes, mais surtout ils sont plongés dans une masse de tissu adénoïde diffus qui les réunit les uns aux autres et comble les vides qu'ils laissent entre eux.

Chez l'adulte, au contraire, le tissu interfolliculaire n'est pas réticulé, c'est un tissu conjonctif adulte composé des fibrilles ordinaires tassées les unes contre les autres, fibrilles au milieu desquelles existent des éléments ronds (migrateurs ou leucocytes) en nombre assez restreint.

Chez l'adulte, la tumeur n'est donc plus exclusivement adénoïde comme chez l'enfant; elle devient fibro-adénoïde; il semble que le tissu réticulé interposé aux follicules clos ait subi une modification double, caractérisée : 1° par la disparition, la résorption des éléments ronds infiltrés ; 2° par la substitution d'un tissu fibreux adulte au réticulum primitif. Nous ne pouvons préciser le processus en vertu duquel cette double métamorphose s'est produite. En somme, chez l'adulte la tumeur s'affaisse et s'atrophie ; si elle était primitivement constituée par plusieurs lobes parallèles accolés comme les feuillets d'un livre, ceux-ci deviennent moins élevés et les anfractuosités qui les séparent moins profondes; elle prend alors la disposition qu'elle avait chez notre malade et que l'on observe très fréquemment chez d'autres.

Bactériologie. — Dans quatre cas nous avons recherché quels microbes existaient dans les tumeurs adénoïdes.

Aujourd'hui, 29 février 1888, jour où notre mémoire doit être remis à l'Académie, nous n'avons de résultat complet que pour un seul.

Ce résultat est caractéristique.

Aussitôt après l'opération, la surface d'un fragment de tumeur adénoïde a été flambée à la lampe à alcool, puis incisée avec des ciseaux également flambés.

Deux tubes de gélatine peptonée et un tube d'Agar sont inoculés : un par badigeonnage, un par piqûre, et le troisième (gélatine fluidifiée par la chaleur) au moyen d'un petit fragment adénoïdien pris dans le centre de la tumeur.

Nous portons ces trois tubes dans l'étuve d'Arsonval de notre laboratoire; l'étuve est réglée à 21°.

Au bout de trois jours les cultures ont prospéré dans nos trois tubes.

1° Tube de gélatine inoculé par badigeonage. — *Colonies isolées, blanches mates, arrondies, en grand nombre, grosses comme un grain de millet ;*

2° Tube d'Agar inoculé par piqûre. — *Colonies à la surface semblables aux précédentes ;*

3° Tube de gélatine peptonée inoculée avec le fragment. — *Colonies disséminées, sphériques, blanches comme des perles.*

Dans aucun tube de culture la gélatine n'est fluidifiée.

Coloration sur lamelles par le violet de gentiane. Des préparations faites au moyen de parcelles empruntées aux colonies des trois tubes de culture nous donnent toutes un seul microorganisme : le tetragenus (1).

(1) Depuis le jour où nous écrivions ces lignes (29 février), nous avons poursuivi nos recherches et nous avons trouvé dans cinq cas le *staphylococcus aureus*, dans trois le streptocoque, et dans

un, un bacille court et gros encapsulé voisin du microbe de Friedlander.

Ces résultats variables nous portent à conclure qu'il n'y a pas de micro-organisme spécial à la maladie qui nous occupe. Il s'agit probablement d'une inflamation vulgaire et sans agent spécifique.

CHAPITRE II

ÉTIOLOGIE

Les tumeurs adénoïdes se rencontrent dans tous les pays, et la prédilection que certains auteurs ont cru remarquer pour les pays froids n'est pas fondée.

Depuis qu'on a appris à les mieux connaître, de nombreuses monographies ont surgi de tous les pays, France, Espagne, Italie, etc., preuve évidente qu'aucune latitude n'en est à l'abri. A Paris, les médecins en rencontrent chaque jour dans les hôpitaux d'enfants et dans la clientèle particulière. Il n'est donc plus possible d'invoquer l'influence des RUDES CLIMATS (Lœvenberg, *op. cit.*, p. 11).

D'autre part, l'HÉRÉDITÉ joue un rôle des plus importants, et des observations nombreuses ne laissent aucun doute à ce sujet. Très souvent la déformation caractéristique de la face nous a conduit à la vérification du fait. Les observations abondent aujourd'hui, et tous les auteurs qui se sont occupés de la question en ont rapporté des exemples. C'est peut-être cette hérédité des tumeurs adénoïdes qui fait que les enfants issus de mariages entre consanguins sont plus fréquemment que d'autres affectés de surdi-mutité. Dans ce cas, la surdi-mutité est acquise et provient d'une lésion grave de l'oreille moyenne, ayant ultérieurement envahi l'oreille interne, comme nous le montrerons plus tard.

L'hérédité se manifeste tantôt seulement chez l'un des enfants, mais plus souvent chez plusieurs d'entre eux. Nous connaissons une famille dans laquelle l'un des parents a eu dans son jeune âge des tumeurs adénoïdes qui ont entraîné les déformations caractéristiques des os de la face. Quatre de ses enfants ont aujourd'hui des tumeurs adénoïdes ; ils ont le nez pincé, la bouche ouverte, la lèvre supérieure trop courte et les incisives chevauchantes et proéminentes en avant.

Dans une autre famille de notre connaissance, le père, grand négociant de province, a eu des tumeurs adénoïdes. Ses deux filles ont actuellement des troubles auriculaires intenses et des déformations de la face si accusées qu'elles sont l'objet de toutes les risées.

A mesure qu'on saura mieux observer les tumeurs adénoïdes, ces exemples se multiplieront, et il n'est pas de médecin qui, en recherchant un peu, n'en trouve plusieurs parmi les familles qu'il soigne.

C'est là la cause de l'hérédité de certaines difformités faciales et de certaines surdités. Les premières sont dues à des perturbations dans le développement des os de la face, et les secondes à des lésions de l'oreille moyenne reconnaissant pour cause l'hypertrophie de la tonsille pharyngienne, qui elle-même est héréditaire.

Ce n'est pas seulement les parents à hypertrophie tonsillaire qui transmettront à leurs enfants l'hypertrophie tonsillaire, mais encore ceux qui ont de l'angine glanduleuse chronique, tant il est vrai que ces deux lésions sont connexes.

Dans une famille, le père a une très ancienne angine glanduleuse, pour laquelle il se fait soigner depuis longtemps ; ses deux enfants ont eu des tumeurs adénoïdes qui ont entraîné tout le cortège des troubles habituels. Ces deux enfants ont été opérés, et on leur a extirpé des masses assez considérables de tissu hypertrophié. (Hutinel, communication orale.)

On rencontre aussi fort souvent le cas suivant. L'un des enfants a une hypertrophie très nette de l'amygdale de Luschka, avec les accidents qu'elle détermine, bouche ouverte, troubles articulaires, etc., etc. Les autres enfants par contre n'ont que de l'angine granuleuse et des troubles auriculaires intermittents et peu marqués.

Lœvenberg voit dans la présence de ces tumeurs l'indice presque certain d'un TEMPÉRAMENT LYMPHATIQUE ou, pour parler plus exactement, de la MALADIE SCROFULEUSE. Cette dernière, en effet, se localise avec une prédilection marquée sur le système des ganglions lymphatiques; or, il est fort séduisant de rapprocher dans une commune étiologie les adénopathies des scrofuleux et les amas folliculaires qui constituent les tumeurs adénoïdes. Dans les deux cas, la lésion porte sur des organes de structure identique, le ganglion lymphatique n'étant qu'un amas de follicules clos. D'autre part, manifestations ganglionnaires scrofuleuses et tumeurs adénoïdes se rencontrent dans la jeunesse, surtout dans la deuxième enfance. Il semble que dans cette période de la vie la scrofule frappe de préférence les organes du système lymphatique constitués par des follicules clos. Un autre point de rapprochement est encore fourni par l'évolution parallèle des lésions dans les deux cas. Comme les tumeurs adénoïdes du pharynx nasal, les adénophathies scrofuleuses diminuent dans l'adolescence, puis finissent par disparaître à mesure que viennent les progrès de l'âge. Quand on en rencontre après la vingtième année, c'est qu'elles ont été méconnues jusque-là, et nous ne connaissons que deux observations dans lesquelles les accidents ont débuté après la quarantième année (1). — Cette extrême rareté dans l'âge adulte doit être rapprochée de celle des scrofules ganglionnaires à la même période de la vie. D'un autre côté, il est un rapprochement bien digne de remarque, c'est l'impuissance presqu'absolue du traitement anti-scrofuleux dans ces deux ordres de lésions. Quoi qu'il en soit, l'origine scrofuleuse des excroissances adénoïdes du pharynx nasal est loin d'être un fait positivement démontré, mais nous ne pouvions passer sous silence l'extrême affinité qui les unit.

Calmettes (thèse de Peisson, p. 18), « se plaçant « au point de vue du développement du système « lymphatique médian de la face, pense qu'il y a « deux ordres de sujets : les uns ont de grosses « amygdales palatines, une amygdale pharyngienne « hypertrophiée et quelquefois un tissu érectile très « développé sur le cornet inférieur; les autres ont la « loge amygdalienne vide, une pharyngite sèche, le « cornet inférieur sans tissu érectile et souvent peu « développé, circonstances qui constituent pour lui « l'ozène vrai. » D'après Calmettes, il y aurait donc

(1) Golding Bird. — Guy's hosp' reports, 1881, 3e série, vol. XX, pages 441 et suiv. Et encore ces cas ont peut-être débuté dans l'enfance.

dans l'augmentation de volume de la tonsille pharyngienne et dans celui des amygdales palatines une très proche parenté.

Le fait est en réalité très exact, et il faut se rappeler que les troubles qu'occasionne l'hypertrophie de l'amygdale de Luschka ont été observés depuis fort longtemps et attribués à l'hypertrophie des amygdales palatines, jusqu'à ce que la découverte de Czermack ait permis de rapporter les accidents à leur véritable cause.

A la fin de son travail (p. 45), M. Peisson (1) rapproche l'hypertrophie du corps thyroïde de celle de l'amygdale pharyngienne en s'appuyant sur ce que tous les deux sont des organes lymphoïdes. C'est là un rapprochement bien superficiel ; si tous deux sont rangés dans la classe des organes lymphoïdes, parce qu'ils n'ont pas de conduit excréteur et qu'on les suppose préposés à l'élaboration des leucocytes, ils n'ont par contre *aucune similitude de structure.*

Le rapprochement qu'établit le même auteur entre la tonsille pharyngienne et le thymus est, au contraire, au point de vue *purement anatomique*, pleinement justifié, car tous les deux ont une structure identique et une existence limitée ; mais cette ressemblance n'existe plus sur le terrain pathologique,

(1) Peisson, thèse de Paris, 1883.

2.

car le thymus est un organe normal, constant, et dont l'atrophie est un fait physiologique, normal également; tandis que l'hypertrophie puis l'atrophie consécutive de la tonsille pharyngienne sont des faits d'ordre essentiellement pathologique, au même titre que l'hypertrophie puis l'atrophie des amygdales palatines.

La tonsille pharyngienne passe par ces alternatives d'hypertrophie, puis d'atrophie, parce qu'elle est le siège d'une localisation morbide qui elle-même évolue, et non pas parce qu'il entre dans son évolution naturelle d'augmenter puis de diminuer de volume, comme cela arrive au thymus.

Le processus anatomique suivant lequel chacun des deux évolue est d'ailleurs caractéristique. Au moment de sa régression, le thymus est envahi par la dégénérescence graisseuse, première étape des altérations que subissent les éléments anatomiques qui doivent être résorbés (foie, muscles, rein); nous n'avons jamais rien trouvé de semblable dans les tonsilles pharyngiennes que nous avons examinées.

Nous en sommes donc arrivé à cette idée, que la cause de l'hypertrophie de la tonsille pharyngienne est due à l'intervention d'un processus pathologique.

Raisonnant par analogie, nous sommes tout naturellement conduit à comparer la glande pharyngienne à ses congénères palatines, et à reconnaître à *l'hypertrophie de l'une comme à celle des autres une commune étiologie.* Et d'ailleurs nous y sommes encore porté en considérant que dans les deux nous trouvons identité de tissu à l'état sain, identité de lésion, identité dans la marche de l'affection, et enfin identité dans l'âge des malades.

C'est assez dire qu'à notre avis les *inflammations répétées et subaiguës survenant dans le jeune âge chez un sujet prédisposé* sont les vraies causes de l'hypertrophie de la tonsille pharyngienne.

Si cette assertion, que par induction nous croyons la plus probable, manque de preuves matérielles qui en établissent incontestablement l'exactitude, c'est qu'il n'est jamais donné au médecin d'assister aux premières phases de la maladie et d'y saisir, sur le fait, les circonstances étiologiques qui président à son développement. Quand le patient vient réclamer nos soins, la lésion est depuis longtemps installée, et c'est à peine si le malade peut retrouver dans ses souvenirs l'époque du début, d'autant plus que ce début est passé inaperçu par suite du peu d'intensité des premiers accidents et de la plus grande jeunesse des patients.

En tous cas, à l'appui de cette influence de l'inflammation, il faut remarquer que toujours ou presque toujours les tumeurs adénoïdes en présentent des traces plus ou moins accusées, ordinairement très évidentes, à une période quelconque et même très éloignée du début. Les traces de cette inflammation sont d'autant plus accusées que la tonsille est plus volumineuse.

Si l'on veut bien se reporter aux recherches bactériologiques personnelles que nous avons exposées au chapitre de l'anatomie pathologique, on voit que nous avons trouvé trois micro-organismes dans les productions adénoïdiennes : le tetragenus, le staphylococcus pyogenes (aureus) et le streptocoque ; de plus nous avons observé un bacille assez semblable à celui de Friedlander. Les trois premiers de ces microbes sont certainement pathogènes, quant au quatrième, il est mal déterminé. Comme ces bactéries existaient isolées dans le tissu adénoïdien, nous sommes autorisé à leur reconnaître un rôle pathogène dans la maladie qui nous occupe. Cependant, nous devons encore rester sur la réserve, car il reste encore à déterminer par l'expérimentation quelle influence ils peuvent avoir sur l'hypertrophie du tissu adénoïde.

L'étiologie des tumeurs adénoïdes est inséparable de celle de l'angine dite granuleuse (ou glanduleuse) ; les granulations de la paroi pharyngienne n'étant en réalité que la dissémination sur une très large surface des éléments qui, agglomérés, constituent la tonsille pharyngienne. L'étude des conditions dans lesquelles se développent ces granulations doit donner la clef du développement de l'hypertrophie de la tonsille, et réciproquement. Entre les deux nous ne voyons que les différences tout à fait secondaires d'un écart de quelques centimètres dans le siège et de la réunion en masse ou de la dissémination des follicules. L'hypertrophie des follicules disséminés (angine glanduleuse) coïncide très souvent avec celle des follicules agminés (tumeurs adénoïdes), et si, pour déterminer l'angine granuleuse des adultes, il faut des excitants énergiques (excès de parole, de chant, de liqueurs fortes, de fumée de tabac, etc.), chez l'enfant, où le système lymphatique est tout particulièrement impressionnable et sensible, des irritations bien plus légères ne sont-elles pas suffisantes ?

Les amas de follicules clos (ganglions lymphatiques, amygdales palatines), dont la pathologie nous est plus connue, ont d'ailleurs des façons bien différentes de réagir suivant l'âge des sujets. Un adulte n'a pas d'adénite sans une cause matérielle, sans une lésion tangible comme point d'origine, à moins qu'elle n'ait débuté dans le jeune âge.

« L'enfance est l'âge où les ganglions, normalement « plus actifs pour faire face à l'activité plus grande « des phénomènes de nutrition, sont aussi le plus « enclins à l'hypertrophie et à la dégénérescence « caséeuse. A cet âge, il est peu de sujets qui ne par- « ticipent plus ou moins au tempérament dit lym-

« phatique. Chez beaucoup d'enfants, ce tempéra-
« ment exagéré devient un commencement d'état
« morbide qui prend le nom de *lymphatisme*. Chez
« ceux-là, l'abondance du tissu cellulaire et une sorte
« d'exubérance des sucs nutritifs qui l'imbibent
« donnent aux chairs une consistance molle. Les
« ganglions sont gros; ils ont surtout une tendance
« manifeste à se tuméfier sous l'influence d'irritations
« très légères ou même d'excitations purement phy-
« siologiques. La tension vasculaire est faible, l'ac-
« tivité musculaire ou nerveuse très médiocre. Le
« tissu conjonctif se charge aisément de graisse.
« Les plaies suppurent souvent, guérissent lente-
« ment, bourgeonnent beaucoup. Enfin on pourrait
« dire que le système conjonctivo-lymphatique, fonc-
« tionnant avec une sorte de suractivité au détriment
« du reste de l'organisme, semble constamment
« disposé à réagir avec excès. Un pas de plus, et l'on
« touche à la scrofule. » (Potain, *Dict. encyclop.*, art. *Lymphatique.*)

Chez l'enfant donc on rencontre fréquemment des adénopathies énormes sans aucune lésion d'origine. Il en est de même pour les inflammations amygdaliennes chroniques (forme hypertrophique), qui sont bien plus fréquentes chez l'enfant que chez l'adulte, malgré les causes multiples et intenses d'irritation auxquelles est exposé ce dernier.

Chez l'un comme chez l'autre, deux éléments concourent à produire la tuméfaction chronique des follicules clos de la gorge : une IRRITATION, d'intensité variable suivant l'âge, et une PRÉDISPOSITION DÉFINIE, variable peut-être aussi, suivant l'âge.

Cette manière de voir est loin d'être universellement admise, et bon nombre d'auteurs, toute l'école allemande et les élèves qu'elle a produits, élèves qui sont aujourd'hui des maîtres, la combattent de la façon la plus active.

Pour eux, dans la plupart des affections de la gorge, du nez et du larynx, il ne faut voir qu'une lésion locale développée sous l'influence de causes purement locales.

C'est là ce qui nous a entraîné à d'assez longs détails sur les conditions de développement des tumeurs adénoïdes du pharynx nasal.

La même question se pose dans les mêmes termes et entraîne la même solution, alors qu'il s'agit de traiter l'étiologie de l'angine glanduleuse, car ordinairement l'origine de celle-ci se perd dans le jeune âge, où elle se confond presque toujours avec celle des tumeurs adénoïdes.

Mais qu'on ne vienne pas invoquer contre la façon d'envisager les choses que nous venons d'exposer l'insuccès certain du traitement général et la souveraineté du traitement local. Cet argument, tiré de la thérapeutique, porte à faux.

La thérapeutique étiologique n'a de raison d'être que quand elle s'attaque à la cause elle-même, avant qu'il y ait maladie ; alors c'est de la prophylaxie. Quand la maladie est installée, l'action de la cause est terminée, et combattre cette dernière, c'est poursuivre un être qui n'existe plus.

CHAPITRE III

§ I. — SYMPTOMATOLOGIE

Les tumeurs adénoïdes du pharynx nasal ont un développement lent et pendant longtemps donnent lieu à des accidents tout à fait insignifiants qui ne frappent l'esprit ni des parents ni de l'enfant qui ne sait pas encore s'observer. Cette période latente a une durée indéterminée, mais de plusieurs années le plus souvent. Puis arrivent des accidents variables, plus graves, qui attirent l'attention sur l'oreille ou les organes respiratoires, quelquefois sur les deux à la fois.

En tout cas, le pharynx nasal ne semble nullement affecté et jamais le malade n'y fait résider la cause des troubles qu'il accuse, jamais il n'y ressent de douleur. En un mot, son attention n'est jamais sollicitée de ce côté. C'est cette latence qui fait que souvent le médecin méconnaît l'origine réelle des accidents, à moins qu'il ne se tienne sur ses gardes et ne soit fortement prévenu d'avance.

Le malade se présente sous trois aspects cliniques, dit Calmettes (*Gazette médicale*, 1883, nº 26), dont la classification est pleinement justifiée. Cependant on peut observer d'autres formes encore.

A. — Un enfant de cinq à dix ans est adressé à un auriste, parce qu'il porte, dans une ou dans les deux oreilles, un écoulement purulent ancien et rebelle ; quelquefois, c'est pour une diminution sensible de l'audition, avec les signes ordinaires d'un catarrhe tubulaire bilatéral. On donne une douche d'air, qui améliore l'audition ; mais la surdité revient le lendemain. C'est la forme auriculaire de Calmettes, forme que l'on rencontre journellement dans les cliniques pour les maladies d'oreilles.

B. — D'autrefois, et ce sont là les cas qui sont le plus souvent méconnus, un enfant d'une dizaine d'années reste pâle, souffreteux et malingre ; le développement est comme arrêté ; le sommeil est mauvais, il se réveille en sursaut, couvert de sueurs et haletant.

Pendant la veille, sa bouche ouverte, son facies hébété et une certaine dureté de l'ouïe l'isolent au milieu de ses camarades dont souvent il est la risée.

Si les accidents sont très accusés, on consulte un

médecin; s'ils sont peu intenses, ils passent inaperçus, et on dit que c'est la *croissance* ou des accès d'asthme. Cette forme est donc essentiellement insidieuse et sujette à induire en erreur, car aucun symptôme ne semble prendre son origine dans le véritable siège du mal.

C. — D'autres malades, en réunissant les deux ordres de troubles, auriculaires et respiratoires, présentent la forme mixte que l'on rencontre le plus souvent.

D. — On peut aussi observer des enfants affectés d'un coriza chronique. Un écoulement séreux incessant entretient un érythème ou une érosion persistante des méats nasaux; il peut se former des croûtes dans les fosses nasales; mais rien n'attire l'attention vers le pharynx supérieur. Cependant, si on pratique l'examen de cette cavité, avec le doigt ou mieux avec le miroir rhinoscopique, on trouve souvent à la voûte pharyngienne une masse adénoïde, cause première des accidents.

E. — Chez l'enfant à la mamelle, quoique plus rarement, on rencontre aussi des tumeurs adénoïdes. Voici comment d'ordinaire on est amené au diagnostic.

Le nourrisson, qui s'était d'abord bien porté, devient peu à peu souffreteux; l'alimentation devient gênée; pendant qu'il tète, il lâche le sein brusquement et, se rejetant en arrière, respire, puis reprend le sein pour recommencer. On croit que la nourrice n'a pas de lait, ou a du mauvais lait, ou a le bout du sein mal formé; quelquefois on change de nourrice; mais sans succès. L'enfant maigrit et s'étiole. Les nourrices intelligentes et expérimentées s'aperçoivent que l'enfant ne tète pas parce qu'il ne peut respirer par le nez pendant qu'il a le sein dans la bouche, aussi s'efforcent-elles de déboucher les fosses nasales; quelquefois elles ramènent quelques mucosités, mais sans grand soulagement. De tels nourrissons peuvent mourir d'inanition.

Rien, ici, n'attire d'une façon particulière l'attention sur le pharynx nasal. Cependant il s'agit bien de tumeurs adénoïdes compliquées de coriza d'intensité variable.

F. — S'il s'agit d'un adolescent et surtout d'un adulte, les signes sont encore plus latents. Chez ceux qui se présentent avec une affection auriculaire, avec le facies caractéristique, il n'y a aucune difficulté. Mais il n'en est pas toujours ainsi, tant s'en faut.

L'adénoïdien est un malade qui se plaint de hay Fever, de nasonnement, etc., en un mot des accidents multiples qui accompagnent le catarrhe hypertrophique de la muqueuse du nez. Si l'on pratique la rhinoscopie postérieure, on trouve chez une très notable proportion de ces malades le pharynx nasal plus ou moins comblé de masses adénoïdes.

G. — D'autres fois c'est un artiste lyrique ou dramatique ou un orateur qui se plaint de fatigue vocale, d'enrouement, du peu d'éclat de la voix; s'il s'agit d'une chanteuse, le médium est surtout altéré, quelquefois il y a ce que l'on appelle des trous dans la voix. L'examen direct du pharynx nasal donne la clef des troubles en révélant l'existence de tumeurs adénoïdes.

Dans ces derniers cas surtout, le médecin ne doit pas compter sur une indication précise du malade pour porter son attention vers le pharynx nasal. Bien au contraire. Le seul signe qui puisse être révélateur est le hemming ou le râclement de la gorge.

Il ne faut pas non plus s'attendre à trouver des masses adénoïdes énormes, des tumeurs à proprement parler, car le malade étant plus ou moins âgé, le tissu s'est atrophié ; il s'agit d'une pharyngite granuleuse supérieure. Les images que donne alors la rhinoscopie seront décrites plus loin quand nous traiterons de ce mode d'explication.

H. — Enfin, il peut s'agir d'enfants ayant des accès de pseudo-asthme, de toux quinteuse persistante ou de cephalée intense avec inaptitude au travail.

Chez la plupart de ces petits malades, on trouve une masse adénoïdienne étalée, qui semble agir par l'inflammation dont elle est le siège bien plus que par son volume qui est ordinairement peu considérable.

Les symptômes sont fonctionnels ou physiques.

1° SYMPTÔMES FONCTIONNELS. — Le pharynx nasal est un conduit qui répond aux deux fonctions de la respiration et de la phonation; son rétrécissement ou son obstruction, même incomplète, apporteront, cela se conçoit aisément, des entraves à leur accomplissement.

A. *Troubles de la respiration.* — La masse formée par le tissu adénoïde hypertrophié remplit une partie de la cavité naso-pharyngienne, et comme cette cavité est déjà peu spacieuse à l'âge qu'ont ordinairement les malades, on conçoit que l'orifice postérieur des narines soit plus ou moins complètement obstrué et le canal perméable à l'air rétréci.

La conséquence naturelle de cet état anatomique est la diminution ou même, dans certains cas extrêmes, la suppression complète de la respiration nasale; le malade est obligé d'y suppléer par une respiration buccale proportionnelle. Or, celle-ci n'est point physiologique et entraîne à sa suite une série de complications que nous aurons à étudier plus loin.

Les malades qui ne peuvent respirer par le nez sont sujets à des essoufflements facilement produits; il leur devient difficile de monter, de courir; l'air, n'étant plus réchauffé et humecté par son passage à travers les cavités nasales, arrive froid au poumon, qu'il impressionne trop vivement.

Nous avons vu un jeune malade qui accusait nettement l'impossibilité de faire, dans les exercices militaires, le pas gymnastique comme ses camarades, parce qu'il ne pouvait respirer en fermant la bouche.

Un grand nombre de ces jeunes sujets est affecté de ronflement pendant le sommeil. L'air passant par la cavité buccale rencontre, à l'isthme du gosier, le voile du palais à l'état de repos, c'est-à-dire de flaccidité absolue, son bord inférieur reposant sur la base de la langue ; il le soulève pour entrer dans le larynx, mais le voile retombe pour être aussitôt relevé de nouveau; ces vibrations produisent un son inspiratoire qui est le ronflement.

Certains petits malades, surtout dans le très jeune âge, ne savent pas respirer par la bouche, ou du moins n'ont pas encore habitué celle-ci à rester ouverte pendant le sommeil. Alors arrive un moment où ils s'étouffent ; ils se réveillent en sursaut, couverts de sueurs profuses, dans une grande anxiété et une grande agitation ; puis, dès que, revenus à l'état de veille, ils ont plusieurs fois respiré largement par la bouche, ils se rendorment tranquillement comme s'il n'était rien arrivé, jusqu'à ce qu'un nouvel accès vienne de nouveau les réveiller brutalement. Le plus souvent, la vraie cause des accidents est méconnue et les parents se contentent de les rapporter à des cauchemars.

Les accidents ne sont pas toujours aussi dramatiques. Le malade ne se réveille pas, ou se réveille incomplètement; la respiration est gênée, pénible; les inspirations sont laborieuses, la dyspnée est grande et le malade couvert de sueurs. Le plus souvent on croit à des accès d'asthme précoce, et cependant il n'en est rien. L'insuffisance de la respiration, chez un sujet qui ne sait pas faire passer par la bouche le courant d'air qui ne passe que très insuffisamment par les narines, est la seule cause de tous ces troubles.

Les sueurs profuses sont un des symptômes les plus fréquents et les plus pénibles de l'obstruction de la cavité rétro-nasale par le tissu adénoïde hypertrophié; elles troublent le sommeil par la gêne qu'elles occasionnent et sont la cause d'un affaiblissement et d'un épuisement continuels chez de jeunes sujets déjà entravés dans leur croissance.

Chez les enfants à la mamelle, l'obstruction des arrière-narines peut être la cause des accidents les plus graves. Ils sont sans cesse obligés de lâcher le sein pour respirer; quelques-uns même ne peuvent absolument pas téter, et on a vu des enfants affectés d'un simple coryza mourir de faim.

B. *Phonation*. — La phonation, quel que soit le mode suivant lequel elle se manifeste, discours ou chant, se compose d'une série de sons articulés, c'est-à-dire entrecoupés ou, pour parler autrement, de sons et d'interruptions du son.

Les sons prennent leur origine dans la vibration des cordes vocales inférieures ; ainsi formés, ils subissent des modifications profondes par suite de l'adjonction des *harmoniques* au son fondamental, modifications qui lui donnent le timbre ; or, nous savons que les harmoniques se forment dans les cavités de résonnance (bouche, nez, pharynx) que parcourent les vibrations sonores avant de franchir les lèvres et de frapper notre oreille. — Il est dès lors facile d'entrevoir que l'altération des parois du conduit PORTE-SON et l'oblitération des cavités de résonnance entraîneront des changements dans le nombre et la quantité des harmoniques qui se superposeront au son fondamental et par conséquent en altéreront le timbre.

C'est, en effet, là un des résultats de l'oblitération des cavités nasales et naso-pharyngiennes par les masses adénoïdes.

Les sons AN, EN, IN, ON, UN, etc., prononcés comme dans ENFONCEMENT, INFANTERIE, sont de véritables voyelles et non des associations de voyelles et de consonnes, comme dans les mots : *in*iquité,

3.

*in*augurer. Ils sont très employés dans la langue française et constituent les *voyelles nasales*, ainsi nommées parce que le son clair (buccal) des voyelles A, E, I, O, U va résonner dans les cavités nasales et y prendre, par l'adjonction de certaines harmoniques, le timbre spécial qui leur est propre. Au moment de la production de ces sons, le voile du palais se relâche, la bouche, le nez et le pharynx communiquent ensemble et forment une vaste cavité de résonnance. Quand des tumeurs adénoïdes remplissent la voûte du pharynx, les ondes sonores ne peuvent aller résonner dans le diverticule nasal et y produire les harmoniques qui donnent au son le timbre nasal. AN devient A ; *maman* devient *mama*.

C'est donc l'opposé de ce qui se produit dans la paralysie du voile du palais où tous les sons buccaux deviennent nasaux : A est changé en AN, etc., *papa* devient *panpan* ; *parole*, *panronle*, etc., etc.

Il est de toute évidence que le trouble fonctionnel est proportionnel à la lésion somatique, et que l'on trouve tantôt une simple et légère altération du timbre, à peine perceptible, et tantôt l'abolition complète des sons nasaux ; entre les deux, il existe toute une série intermédiaire et autant de nuances différentes que de malades.

La voix perd aussi de son intensité par suite des lésions habituelles du pharynx, pharyngite simple ou plus souvent pharyngite granuleuse. La voix est « morte », suivant l'expression de Meyer. Michel, de Cologne, fait observer avec beaucoup de justesse que la voix a perdu son *métal*, qu'elle n'est plus bien timbrée; mais c'est là le résultat bien plutôt de la pharyngite concomitante que de l'oblitération de la cavité rétro-nasale. Si la lésion se rencontre chez un chanteur, il accuse presque toujours une grande fatigue dans le chant, et l'impossibilité de chanter aussi longtemps que la plupart des autres chanteurs.

La différence se remarque surtout alors qu'il s'agit de notes FILÉES ou de TRILLES. La faculté de FILER les sons est presque perdue, le malade ne peut en soutenir ni le *crescendo*, ni la durée.

Les orateurs ou acteurs dramatiques se plaignent de la fatigue qu'ils ont à parler et à fournir jusqu'au bout un discours ou un rôle; d'autant plus qu'ils sentent que leur voix *ne porte pas*, et qu'il leur faut *forcer* pour se faire entendre.

Les chanteurs se plaignent encore du peu d'étendue de leur voix; Meyer a vu celle-ci acquérir deux tons dans le registre élevé après l'extirpation des tumeurs.

Jusqu'ici nous ne nous sommes occupé que du son en lui-même et de ses trois qualités : timbre, intensité et hauteur. Maintenant nous allons rapidement passer en revue les troubles de l'*articulation*, c'est-à-dire de la prononciation des consonnes.

L'M se prononce B.

L'N se prononce D.

L'M et l'N sont des consonnes nasales et sonores, quoi qu'en ait dit Kersten. « M. Rosapelly nous mon- « tre, par des tracés graphiques extrêmement pro- « bants, que dans l'articulation de M, l'occlusion des « lèvres est complète; que le *voile palatin est abaissé* « et que le courant d'air s'échappe par le *nez*. » (*Dictionn.* Dechambre, art. *Parole*, par A. Chervin.)

« Pour la lettre N, la pointe de la langue s'ap- « plique à la voûte palatine, et ses bords au pourtour « de la paroi buccale; *le voile du palais est abaissé* « et l'air passe en grande partie par les *fosses nasa-* « *les*. » (*Dict.* Dech., *loc. cit.*)

Qu'il y ait obstruction des narines, le courant d'air ne pourra plus prendre cette voie, et la consonne sera changée en une autre consonne, dont le mode d'articulation sera aussi voisin que possible de M et de N, mais qui n'aura pas besoin, pour se produire, d'une perméabilité complète des cavités nasales, c'est-à-dire B et D.

Que l'obstruction siège en un point quelconque de ces cavités, le résultat sera sensiblement le même; les tumeurs adénoïdes, en comblant la cavité de la voûte pharyngienne, s'opposent à toute résonnance nasale et à la prononciation correcte des consonnes

M et N par un mécanisme qu'il est facile de saisir après ce que nous venons de dire plus haut.

L'obstruction des fosses nasales par les masses adénoïdes suffit à elle seule pour entraîner le nasonnement, mais le vice de prononciation peut aussi reconnaître pour cause une parésie secondaire du voile palatin. En effet, chez certains malades, les contractions de cet organe s'affaiblissent soit à cause de l'inaction qui se produit dès que les fosses nasales sont bouchées, soit par suite de la dégénérescence des fibres musculaires sous-jacentes à la muqueuse chroniquement enflammée.

Il nous a été donné d'observer un cas de cette parésie du voile palatin : Mlle X..., 16 ans, habitant Versailles, se destinait à l'enseignement. Ses maîtresses lui déconseillaient de continuer ses études en vue de cette carrière, car le professorat lui serait impossible tant elle nasonnait en parlant. Consulté par cette jeune malade, je constatai l'existence de tumeurs adénoïdes dans le pharynx nasal. L'opération fut faite au chloroforme sans difficulté, quinze jours après on me ramène la malade qui nasonnait toujours. C'est alors que je constatai une parésie notable du voile palatin. Trois mois après l'opération le vice de prononciation avait presque complètement disparu.

2° Symptômes physiques. — Les symptômes physiques sont fournis par trois modes d'exploration :

La rhinoscopie antérieure et postérieure;

L'exploration digitale.

Nous les décrirons dans cet ordre, parce que c'est dans cet ordre qu'on doit les pratiquer; le troisième, en excitant le pharynx, le rend tout à fait intolérant au miroir.

A. *Rhinoscopie antérieure.* — Michel, de Cologne (traduction française de Capart, chez A. Manceaux, à Bruxelles), dit avoir pu apercevoir des tumeurs adénoïdes en éclairant fortement à la lumière solaire réfléchie les cavités nasales largement dilatées au moyen d'un spéculum. Évidemment il s'agisait là de cas particuliers, avec état rudimentaire ou même absence de cornet inférieur, condition assez rare pour qu'il y ait lieu de ne pas accorder à ce mode d'exploration une trop grande importance.

B. *Rhinoscopie postérieure.* — Elle a pour but l'examen de la cavité naso-pharyngienne au moyen d'un miroir introduit entre le bord inférieur du voile palatin et la base de la langue. Le miroir sert en même temps à réfléchir les rayons lumineux destinés à éclairer les parties à explorer et à fournir à l'observateur une image des parties ainsi éclairées.

TABLEAU

Des 50 malades affectés de tumeurs adénoïdes, qui se sont présentés à ma clinique du 1er novembre 1887 au 28 février 1888.

41 malades chez lesquels les tumeurs adénoïdes ont été diagnostiquées au moyen de la rhinoscopie postérieure.				9 malades chez lesquels la rhinoscopie postérieure était impossible. Diagnostic fait par le toucher digital.	
Nos	AGE	Nos	AGE	Nos	AGE
1	45 ans	22	32 ans	1	6 ans 1/2
2	20 ans	23	13 ans	2	5 ans
3	44 ans	24	13 ans	3	2 ans 1/2
4	16 ans	25	18 ans 1/2	4	10 ans 1/2
5	15 ans	26	11 ans	5	10 ans 1/2
6	20 ans	27	39 ans	6	4 ans
7	30 ans	28	17 ans	7	12 ans 1/2
8	27 ans	29	5 ans 9 m.	8	10 ans 1/2
9	13 ans	30	5 ans 1/2	9	6 mois
10	22 ans	31	14 ans		
11	18 ans	32	12 ans 1/2	9	
12	7 ans	33	24 ans		
13	13 ans	34	20 ans		
14	25 ans	35	10 ans 1/2		
15	12 ans	36	27 ans		
16	8 ans	37	12 ans 1/2		
17	? (mariée)	38	12 ans 1/2		
18	21 ans	39	9 ans 1/2		
19	12 ans 1/2	40	14 ans		
20	10 ans 1/2	41	32 ans		
21	7 ans 1/2				
TOTAL........		41			

La rhinoscopie postérieure est donc praticable dans les 4/5 des cas de tumeurs adénoïdes, malgré l'âge souvent peu avancé des malades.

Ce n'est point ici le lieu d'entrer dans de longs développements sur la rhinoscopie postérieure; cependant je crois utile d'entrer dans certains détails et de signaler, à propos du mode opératoire, certaines difficultés qui rendent l'exploration difficile, ainsi que les moyens de les surmonter.

Le meilleur mode d'éclairage est certainement celui dans lequel on fait usage du miroir frontal, réfléchissant dans le fond de la gorge les rayons fournis par une source lumineuse intense. Celle-ci doit être placée à la droite du malade.

Il faut, en outre, un abaisse-langue que l'on puisse tenir aisément et un miroir en verre étamé, ou plutôt une série de petits miroirs montés sur un manche léger. Les plus commodes sont de forme ronde et ont un diamètre qui varie de 10 à 20 millimètres.

Le malade est assis en face de l'observateur, sur un siège un peu plus bas que le sien, ou au plus de même niveau, mais jamais plus haut. Il se tient assis, d'aplomb et sans raideur. Il doit ouvrir largement la bouche et respirer tranquillement, sans effort, sans faire aucune contraction de l'isthme du gosier, et laisser la langue tomber en s'aplatissant sur le plancher de la bouche.

L'observateur dirige la lumière sur l'isthme du gosier et se prépare à abaisser la langue. C'est là le temps le plus important et aussi le plus délicat; on peut dire que de lui dépend le succès de l'examen. Beaucoup de médecins procèdent sans précautions à l'abaissement de la langue alors qu'ils veulent examiner le fond de la gorge et déterminent des contractions violentes de tous les muscles; le pharynx se rétrécit, le voile du palais s'accole à la voûte, la muqueuse se plisse, rougit et se congestionne; on ne voit pas ce qu'il y a et on voit ce qu'il n'y a pas. A ceux qui procèdent de cette façon, la rhinoscopie postérieure est complètement impossible. Il faut donc agir avec beaucoup de ménagement, de douceur et de patience, avoir soin de chauffer légèrement l'abaisse-langue, afin que le contact d'un instrument froid n'impressionne pas le malade; puis on l'applique doucement sur l'organe et l'on commence à déprimer lentement et progressivement, en ayant soin de ne pas l'enfoncer trop profondément. Si le malade résiste, il ne faut pas insister, sous peine d'amener des nausées et de rendre infructueuse toute tentative ultérieure. Malgré toutes les précautions que l'on peut prendre, certains sujets ne peuvent supporter la présence de l'abaisse-langue; ce sont, d'ordinaire, des fumeurs, des alcooliques ou des gens très impressionnables. Il faut les encourager au calme, et ne procéder à un autre examen que quand ils sont parvenus à ouvrir la bouche et à respirer avec la tranquillité la plus complète. Dans ces cas, les badigeonnages au chlorhydrate de cocaïne peuvent rendre des services.

Une fois la langue bien abaissée, on procède à l'introduction du miroir. Celui-ci doit être au préalable suffisamment chauffé, pour ne pas amener la condensation de la vapeur d'eau contenue dans l'air expiré. Le miroir est introduit *verticalement*, entre la luette et l'un des piliers; puis retourné horizontalement dès qu'il est parvenu en arrière du voile palatin. Alors on peut faire l'examen.

Un miroir trop épais ou trop grand n'est pas toléré; il faut donc en choisir un approprié à chaque malade.

Il n'est pas rare de voir à ce moment le voile du palais s'accoler fortement à la paroi postérieure du pharynx et intercepter toute communication entre la bouche et la cavité rétro-nasale. Dans ce cas, on recommande au malade de prononcer la syllabe ON, qui amène le relâchement du voile. Pour parer à cet inconvénient, on a inventé de nombreux instruments, crochets, écarteurs, etc., qui n'ont d'utilité que dans des cas très rares.

L'image que l'on obtient fournit plusieurs indications.

La muqueuse, au lieu d'être lisse et jaunâtre comme à l'état normal, est remplacée par un tissu épais, rougeâtre, d'apparence fongueuse, recouvert d'un mucus puriforme, indice d'une inflammation subaiguë, presque constante. Quand les tumeurs sont peu volumineuses, on aperçoit de petites masses, grosses comme une cerise ou une lentille, appendues à la voûte. On rencontre surtout ce dernier aspect chez les gens d'une vingtaine d'années, chez lesquels le tissu hypertrophié entre en régression; la muqueuse pharyngienne est à peu près saine tout autour, les orifices cartilagineux des trompes sont indemnes et apparaissent sous la forme de petites intumescences triangulaires d'un blanc jaunâtre.

Chez d'autres sujets, la lésion est plus étalée en surface; la cavité naso-pharyngienne est tout entière tapissée de petites tumeurs mamelonnées; la muqueuse qui recouvre le pavillon des trompes est envahie.

Cette infiltration de la muqueuse des pavillons tubaires par les follicules clos a une importance capitale, car il est très difficile de la faire disparaître et par conséquent de rétablir l'intégrité de la trompe d'Eustache et de l'oreille moyenne. Heureusement le cas est rare; mais il doit être signalé à cause du pronostic.

D'autrefois, enfin, on ne voit pas de tumeur à proprement parler, mais la cavité naso-pharyngienne a complètement ou presque complètement disparu, la voûte pharyngienne est abaissée par la masse du tissu qui cache à la vue le bord supérieur des choanes, une partie de l'orifice postérieur des fosses nasales et l'extrémité postérieure des cornets. Dans ce dernier cas, l'examen rhinoscopique fait bien voir que la cavité rétro-nasale est remplie; mais il ne donne sur le volume réel de la tumeur qu'une idée bien imparfaite et bien au-dessous de la vérité. Quoi qu'il en soit de cette imperfection, la rhinoscopie n'en est pas moins utile, parce qu'elle donne des notions très importantes sur le siège de la lésion.

Chez l'adulte, on rencontre plutôt les formes que nous appellerons de régression; on les découvre chez les malades qui se présentent pour des affections chroniques de l'oreille moyenne, quand on a soin de pratiquer la rhinoscopie postérieure, quoique l'attention ne soit pas attirée de ce côté.

Tantôt il existe entre les trompes d'Eustache une masse formant véritablement tumeur. Son aspect varie à l'infini. Ce sont des mamelons allongés, verticalement dirigés, séparés par des sillons, ou bien une masse irrégulière, globuleuse, au centre de laquelle existe une ou plusieurs anfractuosités sécrétant du muco-pus; ces cas sont analogues à ceux qu'a décrits Tornwald ; peut-être même cet auteur a-t-il attribué à la maladie nouvelle qu'il décrivait ce qui n'était que la période tardive d'une maladie déjà connue mais dont les caractères anatomiques s'étaient modifiés par le temps. Si l'on se reporte au cas dans lequel nous avons eu l'occasion de faire l'examen anatomo-pathologique, notre manière de voir est pleinement justifiée.

Les formes de régression du tissu adénoïde rétro-pharyngien peuvent encore prendre d'autres aspects; aussi il est des malades chez lesquels on voit la cavité pharyngo-nasale large, spacieuse, mais sur la voûte existent des mamelons irréguliers, des tractus dirigés en tous sens soulevant la muqueuse comme des cordes rigides, tendues sous elle et circonscrivant des anfractuosités variables de dimensions en surface et en profondeur.

Il n'y a plus de tumeur ; mais il reste les vestiges de ce qui a été tumeur dans le jeune âge.

Ces anfractuosités et ces brides sont d'un rouge ordinairement vif; elles sont le siège d'une inflammation chronique impossible à guérir si on ne les détruit au moyen d'un coup de pince qui cure pour aïnsi dire la surface pharyngienne.

C. *Exploration digitale* (1). — L'exploration digitale se pratique au moyen de l'index recourbé introduit en arrière du voile du palais. Le doigt, au lieu de trouver une cavité spacieuse, tapissée par des parois lisses et résistantes, tombe sur un tissu irrégulier, mou et friable; quelquefois il permet d'apprécier le volume, la forme et la situation des excroissances adénoïdes. Quand on ramène le doigt, on le voit teinté de sang, et sous l'ongle il n'est pas rare de trouver des débris du tissu qui s'est laissé entamer, quelque ménagement que l'on ait apporté dans l'examen.

Ce mode d'exploration n'est pas, à proprement

(1) Le professeur Zaufal, de Prague *, a bien réglé la technique de l'exploration digitale de la cavité rétro-pharyngienne. Voici comment il procède : L'index ayant été soigneusement lavé au moyen d'une solution de sublimé à 1/1000 est trempé dans la poudre d'iodoforme, de telle sorte que cette poudre pénètre sous l'ongle.

L'opérateur se place à côté du malade qui est assis sur une chaise, puis introduit l'index en arrière du voile palatin et le porte vivement vers la cloison dont le bord postérieur est facile à reconnaître et sert de point de repère. Il porte alors rapidement la pulpe vers les deux choanes et reconnaît l'état de l'extrémité pharyngienne des cornets, puis il explore les pavillons tubaires et les plis salpingo-palatins situés plus latéralement; enfin, portant le doigt en arrière et en haut, il explore la région postérieure, c'est-à-dire celle de l'amygdale de Luschka. L'éminent professeur de Prague apporte une grande pomptitude et une grande dextérité dans ce mode d'exploration.

* Professeur Zaufal, communication orale. Novembre 1887.

parler, douloureux, mais est fort désagréable pour les malades ; il ne doit cependant pas être négligé, car il donne des résultats d'une grande certitude et d'une grande précision.

§ II. — COMPLICATIONS

Dans le but de rendre notre description plus facile à suivre, nous avons été conduit à adopter un cadre un peu schématique, mais auquel nous ont habitué nos traités classiques.

En séparant les *symptômes* des *complications*, nous avons cédé au désir d'être moins confus, tout en reconnaissant ce que cette division a d'arbitraire, car dans l'énumération que nous allons commencer vont se rencontrer des troubles tellement importants et tellement fréquents, qu'on peut les considérer comme faisant partie du tableau symptomatique habituel des tumeurs adénoïdes.

A. *Inflammation.* — Sur toutes les tumeurs adénoïdes que nous avons observées, nous avons rencontré des traces évidentes d'inflammation, quels que soient l'âge des sujets, le volume ou le siège des tumeurs. Cependant, l'intensité du processus inflammatoire est variable et semble être d'autant plus intense que la masse de tissu adénoïde est plus considérable. Chez les enfants de 5 à 10 ans, alors que l'arrière-cavité des fosses nasales est presque comblée, le tissu hypertrophié est recouvert d'une couche épaisse de muco-pus verdâtre et adhérent. Quand des efforts de vomissement ou le râclage avec une éponge ont enlevé cet enduit, on aperçoit au-dessous une surface recouverte de mamelons d'un rouge vif, séparés par des sillons encore remplis de pus. La surface du tissu est comme turgescente et présente l'aspect qu'aurait une framboise vernissée.

Quand l'inflammation est moins intense, chez certains adultes par exemple, on aperçoit des tumeurs généralement pédiculées, à surface lisse et non mamelonnée, de couleur rougeâtre ; toute la cavité naso-pharyngienne est plus rouge que normalement, mais beaucoup moins que les tumeurs elles-mêmes. Très rarement, dans ce cas, on trouve du pus ou du muco-pus comme précédemment.

Ces différents états sont facilement reconnus au moyen de la rhinoscopie postérieure.

De plus, chez un même individu, l'inflammation est sujette à de nombreuses variations d'intensité. Elle a des recrudescences à l'occasion soit d'un coryza, soit d'une angine. Souvent alors le malade accuse une céphalée plus ou moins vive ; quelquefois extrême quand l'inflammation se propage aux sinus.

Chez certains malades, cependant, le tissu est

anémié, pâle, et comme exsangue ; mais cet état est loin d'être aussi fréquent que le précédent.

L'expectoration, qui n'a rien de caractéristique, peut être teintée de sang, par suite de la rupture d'un petit vaisseau dilaté.

B. *Pharyngite.* — Le pharynx buccal représente, atténuées, toutes les lésions du pharynx nasal.

Sa paroi postérieure apparaît couverte de granulations arrondies ou ovoïdes, qui tranchent sur le reste de la muqueuse par leur coloration d'un rouge plus vif et par leur saillie. Ce sont des follicules clos ou des amas de 2, 3, 6 follicules clos, tuméfiés par suite de l'inflammation et gorgés de corpuscules lymphatiques. C'est donc là une lésion entièrement analogue à celle de l'amygdale pharyngienne. Les seules différences qui existent entre les deux sont tirées du siège et de la disposition variable des follicules qui sont disséminés par petits groupes dans un cas et réunis en une masse volumineuse dans l'autre.

Sur les parois latérales du pharynx, on trouve souvent deux colonnes de follicules tuméfiés et enflammés qui sont accolées au pilier postérieur et constituent ce que l'on appelle la pharyngite latérale.

On trouve bien aussi sur la paroi postérieure du pharynx des glandes ou plutôt des amas glandulaires augmentés de volume ; mais les saillies qu'ils forment sont en bien petit nombre si on les compare aux granulations folliculaires. Les glandes tuméfiées présentent toutes les caractères histologiques de l'inflammation.

La muqueuse sur laquelle reposent les granulations est souvent enflammée et rouge, parsemée de vaisseaux dilatés. Il n'est pas rare de la voir recouverte de mucosités purulentes verdâtres.

L'ensemble de ces symptômes caractérise ce que l'on a décrit sous le nom de *pharyngite granuleuse ou glanduleuse*. Chez les jeunes sujets, l'hypertrophie de la tonsille de Luschka s'accompagne très souvent d'angine granuleuse, et on ne saurait dissocier l'entité symptomatique que présentent les malades pour faire de la lésion du pharynx nasal une affection différente de celle du pharynx buccal. A cette période de la vie, le tissu adénoide de la paroi postérieure du pharynx, quand il est envahi, est envahi tout entier par le processus morbide; au-dessous du bord postérieur du voile palatin, il constitue l'angine granuleuse et au-dessus, les tumeurs ou végétations adénoïdes, dénomination essentiellement défectueuse, parce que souvent il n'y a pas de tumeur et que jamais il n'y a végétation. Il ne faut donc pas voir là deux maladies différentes, mais une maladie unique ayant envahi le pharynx supérieur et le pharynx inférieur.

Quoi qu'il en soit, c'est à cette angine qu'il faut attribuer plusieurs des troubles vocaux que présentent les jeunes malades et entre autres l'enrouement, la fatigue facile de la voix et la perte de son timbre métallique et pur.

Les causes de la pharyngite granuleuse sont les mêmes que celles de l'hypertrophie de l'amygdale pharyngienne, et les auteurs qui attribuent son origine à la respiration buccale font une confusion, car les deux lésions se développent simultanément et ne sont aucunement sous la dépendance l'une de l'autre.

« Chomel attribue une grande influence à la « forme ogivale de la voûte palatine avec rétrécisse- « ment de l'arcade dentaire. Chez les personnes qui « présentent cette disposition, la lèvre supérieure est « entraînée en haut, les narines sont généralement « étroites, d'où résulte la nécessité de respirer par la « bouche et de tenir cette cavité ouverte pendant « le sommeil ; de là, sécheresse de la muqueuse buc- « cale et peut-être irritation sécrétoire des glandes « pharyngiennes, ce qui peut en amener l'hyper- « trophie. » (Chomel, *Path. gén.*, p. 134, Sympt. de la tête.)

Noël Guéneau de Mussy, dans son *Traité de l'angine glanduleuse*, cite le même passage sans l'accompagner d'aucun commentaire.

Ces auteurs avaient parfaitement observé les déformations des os qui accompagnent si souvent l'angine granuleuse des adultes ; mais ils n'avaient pas vu quelle était la signification de ces déformations et comment elles étaient la trace indélébile d'une lésion qui avait disparu, c'est-à-dire de l'obstruction des fosses nasales par les tumeurs adénoïdes.

La conformation vicieuse des fosses nasales et la suppression de leur fonction respiratoire, en rendant nécessaire la respiration buccale, peuvent entretenir l'inflammation des follicules clos de l'arrière-gorge; mais nous avons peine à croire que cette cause soit suffisante pour produire l'angine glanduleuse. De plus, comme le fait fort justement observer Lœvenberg, « personne n'ignore que cette affection (l'angine granuleuse) s'observe journellement chez un « très grand nombre de personnes qui respirent par « le nez. »

Peut-être ces malades ont-ils autrefois eu des tumeurs adénoïdes avec la pharyngite glanduleuse habituelle. Les tumeurs du pharynx ont disparu, ainsi que la respiration buccale, mais l'inflammation entretenue par les excitants, abus de la parole, du tabac, des liqueurs fortes, etc., est restée cantonnée dans les follicules de la portion buccale du pharynx, et y constitue l'angine glanduleuse isolée de l'âge adulte.

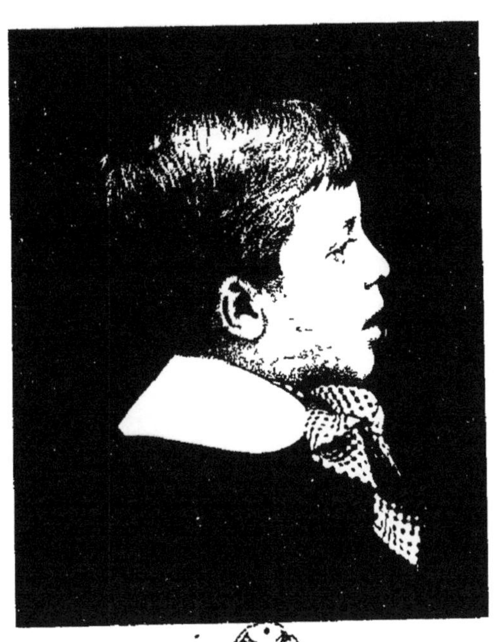

C. *Face.* — Les altérations de l'attitude de la face se présentent avec une constance et une uniformité telles qu'elles constituent un des symptômes les plus certains des tumeurs adénoïdes du pharynx nasal.

D. *Facies.* — Presque toujours le malade a un facies caractéristique, et le diagnostic saute aux yeux avec une si grande évidence, qu'il n'est pas besoin de recourir à une exploration directe de la cavité naso-pharyngienne.

Cette expression de la physionomie, résultat de l'obstruction des fosses nasales et des lésions secondaires qu'entraîne la suppression de la respiration par cette voie, mérite une description détaillée.

Chez l'enfant de quatre à cinq ans, alors que l'affection est de date encore relativement récente, on trouve les cas les plus simples, car le développement des parties molles et du squelette n'a point encore été dévié ou entravé, comme il le sera dans la suite.

Le plus souvent, on amène le jeune malade pour un écoulement d'oreille ou pour de la surdité.

Il se présente au médecin la bouche à demi ouverte; c'est là le signe le plus constant et le plus fidèle. Les parents interrogés répondent que le jeune malade dort dans cette attitude et qu'il la conserve aussi constamment pendant la veille. Plusieurs ont cru à une habitude vicieuse et ont fait, mais sans succès, tous les efforts possibles afin de la faire disparaître.

D'autres fois les parents ne s'en sont pas aperçus ou n'y ont attaché aucune importance.

Quoi qu'il en soit, l'enfant avec sa bouche entr'ouverte, sa lèvre supérieure trop grosse, présente un air inintelligent qui frappe dès le premier abord.

Chez ces jeunes sujets, les déformations de la face, quoique bornées à ce que nous venons d'indiquer, n'en sont pas moins des plus évidentes; mais plus tard, vers l'âge de quinze ans, il vient s'en ajouter d'autres, provenant des troubles que subissent dans leur développement les os et les parties molles.

C'est à cet âge que l'on trouve les malades présentant le tableau symptomatique le plus complet; d'une part, toutes les altérations de développement sont déjà fort accusées; d'autre part, le tissu adénoïde du pharynx nasal n'étant pas encore atrophié leur donne pour ainsi dire la marque de fabrique.

Le malade se présente encore la bouche ouverte, le regard atone, l'œil à demi voilé, et comme à moitié endormi.

La lèvre supérieure, trop courte, ne recouvre que très incomplètement les incisives supérieures, dont on aperçoit une partie plus ou moins considérable à travers l'orifice buccal entr'ouvert. Dans nos pho-

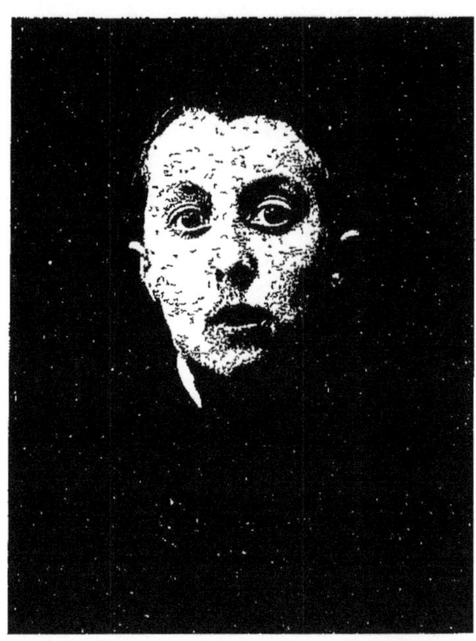

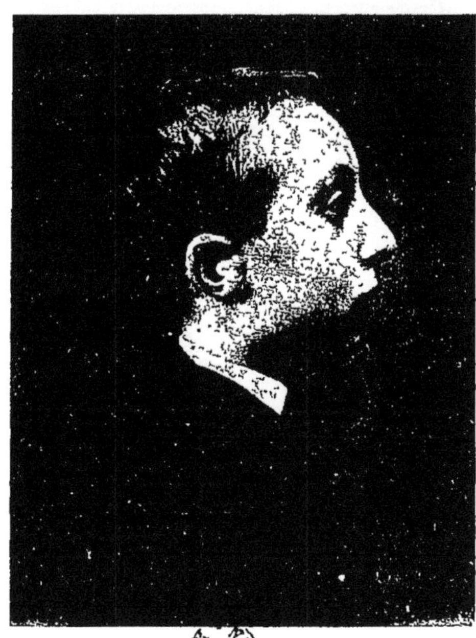

tographies, cette disposition est extrêmement marquée et n'est nullement forcée; nous avons fait reproduire les malades dans leur attitude naturelle, tels qu'ils sont quand ils ne se savent pas observés; dès qu'ils s'aperçoivent qu'on les regarde, ils ferment la bouche et prennent une attitude contrainte. Il nous a été donné d'observer pendant le sommeil le jeune homme qui fait le sujet de l'observation n° 1, et alors nous avons remarqué et fait remarquer aux personnes qui nous entouraient que l'attitude reproduite par la photographie était au-dessous de la vérité, et que l'écartement des deux lèvres était encore plus considérable que pendant la veille. Il atteignait quinze millimètres; pendant la veille, on n'en trouvait que douze.

La brièveté de la lèvre supérieure doit-elle être attribuée à un arrêt de développement ou à l'attitude vicieuse? Aux deux, pensons-nous, car elle n'échappe pas aux conditions qui régissent le développement des autres parties de la face. Cependant la plus grande part nous semble devoir être attribuée à l'attitude vicieuse, le malade relevant sa lèvre afin de maintenir l'orifice buccal ouvert et de livrer ainsi un accès suffisant au courant respiratoire.

L'abaissement du maxillaire inférieur entraîne en bas les tissus qui recouvrent les os, les plis naso-labiaux et naso-malaires sont tirés en bas et se rapprochent de la direction verticale; mais, de plus, ils sont très atténués et presque effacés chez certains malades, de telle sorte que le masque facial ne présente plus aucune expression.

Presque toujours les *pommettes* sont comme aplaties, ne faisant aucun relief au-dessous des orbites, de sorte que le plan de la paupière inférieure se continue avec celui de la pommette sans aucune ligne de transition. Les yeux se trouvent ainsi plus à fleur de tête, le regard perd l'expression si remarquablement pénétrante et mobile que l'on rencontre chez les personnes au contour orbitaire plus saillant.

Michel, de Cologne, dit avoir rencontré un malade chez lequel l'angle externe de l'œil était tiré en haut et en dehors, au point de donner au masque facial l'attitude qu'il a dans la race japonaise.

Ce fait est, je crois, unique.

Ordinairement, le facies a perdu tout relief et toute expression, le malade a l'air idiot.

Si on regarde ces malades de face, on est frappé du grand développement que prend la région du maxillaire inférieur; les angles des mâchoires sont saillants et déjetés en dehors, le diamètre transversal inférieur de la face est allongé et donne au visage une conformation toute particulière. Cette exagération dans les dimensions de la région inférieure de la face n'est que relative et provient de ce qu'elle a suivi son

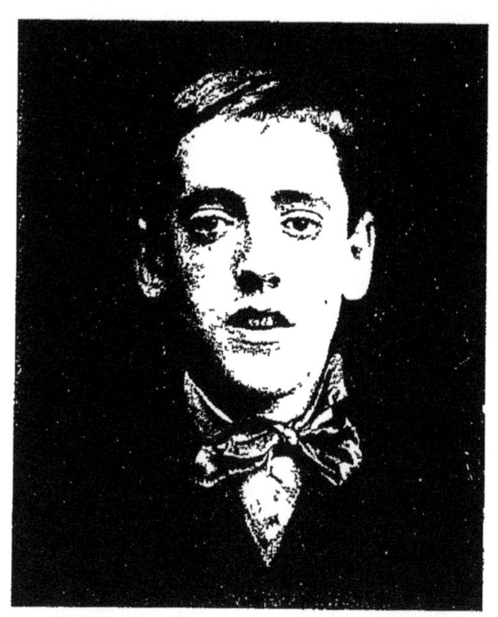

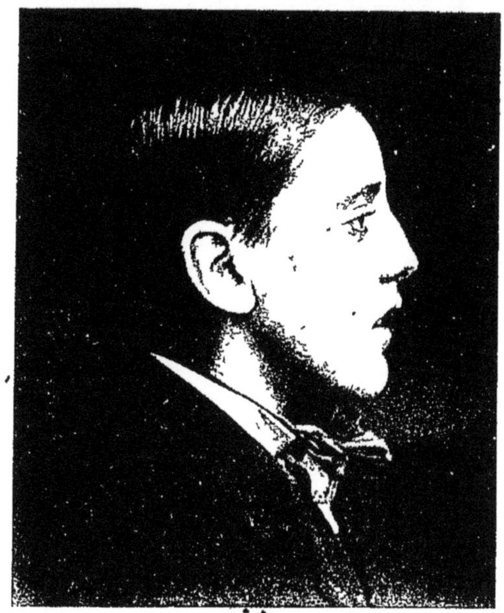

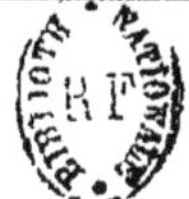

développement normal, tandis que toute la partie correspondant au maxillaire supérieur a été arrêtée dans sa croissance.

Le *nez* est aplati tranversalement dans toute son étendue; dans sa partie supérieure, au niveau des os propres, il est moins large que d'habitude; il en est de même au niveau des ailes qui sont comme comprimées latéralement, de manière à diminuer les orifices des narines. L'organe, dans tout son ensemble, est diminué de volume et a, quand on le regarde de face, l'aspect d'une lame aplatie. Il est de toute évidence que ses dimensions transversales sont réduites. Le profil est variable et présente deux types :

L'un nous est représenté par la photographie n° 2. Le profil est représenté par une ligne brisée dont l'angle, fortement saillant en haut et en avant, répond à l'extrémité inférieure des os propres.

Dans l'autre variété, le profil de l'organe est réduit comme ses dimensions transversales et, au lieu de faire une saillie anguleuse, présente une ligne légèrement concave en haut et en avant. Le nez est réduit dans toutes ses dimensions.

Il nous a semblé que dans chacune de ces variétés la cloison affectait une disposition différente. Dans le premier (saillie du nez avec dimensions relativement considérables du profil), la cloison est, dans une certaine mesure, plane et rectiligne; dans le second (profil réduit), elle est souvent onduleuse et déviée d'un côté ou de l'autre; fréquemment aussi on trouve au niveau de son insertion sur le plancher des narines une saillie cartilagineuse plus ou moins considérable comme si, étant écrasée de haut en bas, elle s'était développée transversalement.

Quoi qu'il en soit, la cloison des fosses nasales n'est presque jamais rectiligne dans son sens antéro-postérieur. Dans la majorité des cas, surtout quand il y a saillie de la crête du nez, on observe conjointement une déviation de l'organe vers l'un ou l'autre des côtés de la face. Ces déviations semblent être sous la dépendance des directions de la cloison, et l'on conçoit combien elles doivent être fréquentes alors que celle-ci est renfermée dans un canal qui ne subit pas un développement parallèle, et dans lequel elle ne peut s'accroître qu'à condition de se déformer et de s'infléchir.

L'intérieur de la cavité buccale présente des altérations si constantes qu'elles constituent un des caractères les mieux définis de l'obstruction de la cavité rétro-nasale.

La voûte palatine est très élevée et retrécie au point que, quelquefois, les sujets ont peine à en toucher le sommet avec leur langue (1).

(1) *Dict encyclop. des sciences m'd.*, 2e série, t. XIX, page 698.

Sur une section transversale et verticale, on se rend parfaitement compte de cette disposition ; le contour de la voûte palatine prend nettement la forme ogivale, d'où le nom de *voûte en ogive* sous lequel cette déformation est généralement connue.

Les *arcades dentaires* supérieures sont très rapprochées, de telle sorte que le diamètre transversal de la bouche est très réduit si on le compare au diamètre antéro-postérieur. La conséquence immédiate de ce fait est de donner un petit rayon de courbure à l'arcade alvéolaire supérieure, et de lui donner une saillie prononcée en avant. Cette disposition constitue le prognatisme (1) auquel on a donné une importance ethnologique peut-être trop considérable. Cette saillie de la région antérieure de l'arcade alvéolaire est encore augmentée par la projection en avant de l'os incisif et des dents qu'il supporte. Celles-ci font souvent une saillie considérable en avant, repoussant la lèvre supérieure sous laquelle elles apparaissent au dehors. L'os incisif est d'autant plus proéminent que l'arcade alvéolaire est moins développée, et que le vomer qui lui sert de support a été moins enrayé dans son développement.

Les *apophyses palatines* sont déviées en haut, de

(1) *Voir* l'article de M. Magitot, sur la Bouche, dans le *Dictionnaire encyclopédique des sciences médicales.*

manière à contituer la forme ogivale de la voûte dont nous avons déjà parlé. Souvent entre elles, sur la ligne médiane, on sent une saillie antéro-postérieure plus ou moins régulière, qui est constituée par le bord inférieur du vomer qui n'a pu trouver place dans la cavité nasale verticalement rétrécie.

C'est bien à tort qu'on a donné à cette saillie la valeur d'un signe de la syphilis. Pendant notre internat à l'hôpital Lourcine, nous avons maintes fois confirmé le peu de fondement de cette assertion.

Outre la projection en avant des incisives médianes, on rencontre aussi fort souvent le *chevauchement des dents*, celles-ci ne trouvant pas la place nécessaire pour se ranger sur l'arcade alvéolaire rétrécie. Les sujets affectés de tumeurs adénoïdes présentent des irrégularités fort remarquables dans l'implantation des dents au moment de la seconde dentition. Si la déformation du maxillaire supérieur est peu considérable, la position des dents peut se rectifier d'elle-même, car, à mesure que le sujet se développe, l'os s'accroît ; mais si le maxillaire est très déformé, et si la cause de cette déformation, c'est-à-dire l'obstruction des arrière-narines persiste, l'implantation vicieuse persiste également et le redressement devient très laborieux, souvent même impossible.

M. le docteur David a publié à ce sujet quelques notes, extrêmement sommaires, en 1883.

La partie supérieure de la face renferme plusieurs cavités aériennes, sinus frontaux, sphénoïdaux, ethmoïdaux et antres d'Highmore, qui toutes, à l'état normal, communiquent largement avec l'air, et dans lesquelles l'air se renouvelle et circule à chaque inspiration. Quand la respiration nasale est supprimée, tous ces sinus, leurs fonctions n'existant plus, ne suivent pas le développement normal des organes qui fonctionnent; leur cavité reste avec des dimensions réduites, et c'est à cette circonstance que l'on doit attribuer le peu de volume de certains os de la face, dans l'état pathologique qui nous occupe. Au premier rang, il faut placer l'état rudimentaire de l'os malaire, par suite des petites dimensions de l'antre d'Highmore et l'affaissement des pommettes dont nous avons déjà parlé. Les autres sinus influent également sur les dimensions des parties qu'ils entourent et limitent.

Le maxillaire inférieur, au contraire, acquiert des dimensions normales, de telle sorte que l'ellipse qu'il décrit est à plus grand rayon que celle du maxillaire supérieur, et que les dents qu'il supporte peuvent dépasser en avant les incisives supérieures. Le profil de la face rappelle celui du bull-dog.

Les dimensions des cavités nasales sont diminuées suivant leurs diamètres verticaux et transversaux, c'est-à-dire que leur calibre est universellement rétréci. Le diamètre vertical est doublement influencé, d'un côté par les petites dimensions de l'apophyse montante du maxillaire supérieur et surtout de l'ethmoïde et des cellules aériennes que renferme cet os, et d'un autre côté par la direction ascendante exagérée des apophyses palatines, c'est-à-dire par la forme en ogive de la voûte du palais. Ce que la cavité buccale gagne en hauteur est évidemment pris sur les dimensions verticales des narines, qui diminuent d'autant plus que la première augmente.

Si les causes de cet arrêt dans le développement des os nous échappent, nous pouvons en assimiler le mécanisme à celui qui frappe la cavité orbitaire des jeunes malades auxquels on a pratiqué l'énucléation du globe oculaire. C'est là un fait bien connu des oculistes qui recommandent à leurs opérés de porter sans discontinuité un œil de verre, sous peine de voir, dans l'âge adulte, le côté de la face correspondant à l'œil opéré avoir des dimensions inférieures à celles de l'autre côté.

Ne se passe-t-il pas quelque chose d'analogue alors que la voie nasale est barrée à la respiration ? Pendant la période de l'accroissement du corps, l'organe qui ne fonctionne pas subit un retard dans son développement et garde des dimensions restreintes.

La cloison des fosses nasales, simple organe de soutènement et qui ne concourt aucunement à la fonction respiratoire, n'est point influencée dans son développement et tend à prendre son étendue normale; mais comme elle s'accroît dans une cavité qui ne suit pas un développement parallèle, il faut qu'elle s'incurve ou qu'elle franchisse les parois qui la renferment; dans le premier cas, on trouve les déviations de la cloison dont la variété est considérable, et dans le second, la saillie du bord inférieur du vomer entre les deux apophyses palatines ou la saillie anguleuse de la crête du nez, déformations dont nous avons déjà parlé.

Tout récemment, nous avons eu l'occasion d'observer un exemple bien remarquable de cette disposition, chez une jeune fille de 23 ans, affectée de tumeurs adénoïdes qui avaient déterminé une double otite moyenne, suppurée à gauche et simplement catarrhale à droite. Chez cette jeune fille, le nez était fort petit et la voûte palatine en ogive très élevée. Sur la ligne médiane existait un bord, saillant de quatre ou cinq millimètres au moins, s'étendant de l'extrémité antérieure à l'extrémité postérieure de la voûte palatine et correspondant évidemment au bord inférieur de la cloison qui s'était abaissé en s'insinuant entre les deux apophyses palatines. Dans la cavité nasale, la cloison ne présentait qu'une légère déviation vers la droite.

La muqueuse qui tapisse les cavités nasales présente presque toujours des lésions inflammatoires ; on trouve quelquefois simplement de la rougeur avec hypersécrétion, mais plus souvent les lésions habituelles du catarrhe hypertrophique qui siègent de préférence sur le cornet inférieur. Ces lésions peuvent être limitées à l'extrémité antérieure du cornet ou l'envahir dans toute sa longueur et s'étendre jusqu'à son extrémité la plus reculée, où elles sont visibles par la rhinoscopie postérieure.

Les parties olfactives de la muqueuse sont aussi souvent affectées et l'odorat est aboli d'autant plus que le courant d'air, ne passant que très incomplètement, n'apporte plus aux nerfs spéciaux les particules odorantes des corps.

E. *Troubles du côté de l'oreille moyenne.* — Ces troubles sont extrêmement fréquents, ce sont eux qui amènent au médecin presque tous les malades affectés de tumeurs adénoïdes ; aussi voit-on ces malades remplir les cliniques des auristes.

Meyer, de Copenhague, auquel nous sommes redevables d'un si bon travail sur la question qui nous occupe, a trouvé des tumeurs adénoïdes chez 7 1/4 p. o/o des maladies auriculaires qu'il soignait. D'un autre côté, sur 175 cas de tumeurs adénoïdes, il a vue l'ouïe prise 130 fois. (Urbantschitsch, traduit par R. Calmettes.)

E. Woakes, dans la dernière édition de son livre

sur le catarrhe de l'arrière-cavité des fosses nasales, publié en 1884, affirme que c'est à peine si 5 p. 0/0 des sujets affectés de tumeurs adénoïdes échappaient aux complications auriculaires (1).

Presque toutes les affections de l'oreille moyenne chez l'enfant reconnaissent cette cause.

Le mode d'action des tumeurs adénoïdes du pharynx nasal sur l'oreille moyenne est admirablement exposé dans la monographie de Lœwenberg.

« Leur influence s'exerce de deux façons différentes :

« 1° En entretenant dans le pharynx une irritation « qui se propage à l'oreille moyenne;

« 2° En obstruant mécaniquement l'entrée des « trompes. »

L'action de l'inflammation naso-pharyngienne, qu'elle se manifeste par l'extension directe de l'inflammation se propageant de proche en proche jusque dans la caisse, ou bien qu'elle conduise à l'obstruction de la trompe en tuméfiant les tissus, est un fait vulgaire de pathologie auriculaire. Les exacerbations du processus inflammatoire expliquent les oscillations des troubles auriculaires et de l'acuïté auditive.

(1) Sur 76 malades venus pour affections auriculaires à notre clinique du premier novembre 1887 au 28 février 1888, 48 avaient des tumeurs adénoïdes, soit 63 0/0.

L'obstruction mécanique de la trompe par les tumeurs elles-mêmes est aussi très fréquente, mais pour qu'elle se produise, il n'est pas nécessaire que la masse du tissu remplisse la cavité naso-pharyngienne, c'est-à-dire qu'elle soit considérable. Une quantité même très minime de tissu adénoïde recouvrant l'orifice cartilagineux de la trompe ou siégeant dans l'épaisseur de la muqueuse du conduit, comme nous l'avons signalé déjà à propos de l'anatomie du pharynx, est amplement suffisante pour causer des accidents, surtout si elle devient le siège d'une poussée inflammatoire. Or, nous savons déjà que le tissu adénoïde du pharynx nasal est presque constamment enflammé.

Dès lors la trompe est obstruée, et les conditions qui président à la production des otites moyennes se trouvent réalisées de toutes pièces; nous n'avons pas évidemment à nous y arrêter.

L'otite moyenne est souvent bi-latérale, elle peut ne pas s'accompagner ou s'accompagner de perforation.

L'otite moyenne catarrhale est ordinairement chronique, mais soumise à une série interminable d'alternatives d'améliorations et de rechutes. Pendant les premières, les bruits subjectifs diminuent et l'audition s'accroît; pendant les secondes, les bruits reparaissent et la surdité augmente. Si on examine la membrane, on la trouve plus déprimée que précédemment, il n'est pas très rare de lui voir la couleur sucre d'orge caractéristique d'un épanchement. Si à ce moment on fait l'insufflation de la caisse, l'auscultation simultanée fait entendre des râles plus ou moins nombreux.

Immédiatement il y a soulagement et l'audition est améliorée, mais pour quelques heures seulement ou au plus une journée. C'est qu'en effet l'air ne peut se renouveler dans la cavité tympanique et le vide se fait de nouveau. La douche d'air par le procédé de Politzer peut éprouver de grandes difficultés à passer, à cause des tumeurs entassées sur l'orifice tubaire; dans ce cas, l'insufflation avec la sonde triomphe ordinairement de la résistance.

Ces alternatives d'améliorations et de rechutes successives d'une part, et d'autre part de soulagement transitoire par la douche d'air, peuvent se continuer indéfiniment pendant des années, sans que le malade guérisse définitivement. Elles sont caractéristiques des tumeurs adénoïdes et permettent à un médecin exercé de faire le diagnostic sans avoir recours à l'examen direct du pharynx nasal.

Cependant, quand cet état a duré un certain temps, les lésions s'accentuent et s'organisent. La membrane tympanique s'épaissit, devient fibreuse, contracte des adhérences qui l'immobilisent au promontoire; les articulations des osselets s'ankylosent, la platine de l'étrier s'immobilise dans la fenêtre ovale; la surdité fait des progrès incessants et devient excessive.

Tel est l'état dans lequel se présentent au médecin un grand nombre d'adultes qui n'ont pas été soignés ou qui ont été mal soignés pendant qu'il en était temps encore, c'est-à-dire pendant leur jeune âge. Institué au début de l'affection, le traitement eût eu des effets infaillibles et rapides; mais quand il s'attaque à des lésions anciennes et organisées, son action est très souvent incertaine et toujours fort limitée. Dans des cas très nombreux, on ne peut que s'efforcer d'enrayer une surdité toujours croissante.

Telle est la forme habituelle de l'otite catarrhale causée par les tumeurs adénoïdes, avec les caractères et la marche qui lui sont propres. Mais souvent l'inflammation est plus intense, la muqueuse de la caisse sécrète du muco-pus ou même du pus, et comme l'orifice tubaire est bouché, les liquides, pour se frayer une voie au dehors, sont obligés de perforer la membrane. Le début peut être aigu ou chronique; mais une fois que la suppuration est établie, elle persiste ordinairement des années. Parfois, l'otorrhée se tarit pour quelque temps; mais bientôt après elle se reproduit. En un mot, l'affection est soumise à une série de poussées et de rémissions dont le nombre et la gravité sont incalculables. Ce sont ces malades chez lesquels on trouve les suppurations de l'apophyse mastoïde avec toutes ses complications, fusées purulentes, propagation aux sinus, abcès du cerveau, etc., etc., qui peuvent mettre la vie en danger.

Sans être aussi grave, la suppuration de la caisse, surtout quand elle se prolonge, comme cela se voit souvent, pendant des années, donne lieu dans tous les cas à des lésions irrémédiables de l'appareil de transmission du son. Ce n'est point ici le lieu de décrire les perforations persistantes de la membrane, la perte des osselets, etc., etc.

Cependant, comme la variété d'otite qui nous occupe frappe surtout les jeunes sujets, nous devons signaler une conséquence des plus graves qui peut l'accompagner; nous voulons parler de la surdité-mutité acquise et consécutive à la surdité que détermine l'otite moyenne.

Dans les cas graves d'otite moyenne, la fonction auditive peut être complètement abolie ou diminuée à un point tel que le malade n'entende pas la conversation, même à très haute voix. Si ces accidents arrivent dans la première enfance, l'enfant ne peut apprendre à parler et se trouve définitivement classé comme sourd-muet. Cependant il est une période où les troubles fonctionnels et les lésions peuvent être assez améliorés par un traitement convenable pour permettre au jeune sujet d'apprendre à parler; mais si on néglige d'y apporter remède en temps voulu, la thérapeutique devient impuissante et la surdité complètement irrémédiable (1).

Jusqu'ici nous avons eu en vue l'influence des tumeurs adénoïdes sur les affections auriculaires seulement pendant le jeune âge, où celles-ci prennent ordinairement une marche aiguë ou subaiguë; l'examen d'un grand nombre d'adultes venant consulter pour des surdités variables a attiré notre attention sur un ordre de troubles encore peu signalé, car nous n'avons pu trouver à un sujet aucune indication un peu précise.

Depuis le 1er novembre 1887 jusqu'à ce jour (28 février 1888) c'est-à-dire pendant quatre mois, nous avons examiné à ce sujet les malades qui se présentaient à notre clinique. Voici les résultats numériques auxquels nous sommes arrivés.

Sur un total de 33 cas d'otites scléreuses typiques sans catarrhe tubaire accusé, 8 fois la maladie coïn-

(1) L'otite moyenne peut donner lieu à une surdité extrême, soit en passant à la suppuration et détruisant l'oreille interne par envahissement, soit plus simplement par la compression que subissent les nerfs labyrinthiques, alors que la platine de l'étrier s'enfonçant profondément et la membrane de la fenêtre ronde ne cédant pas proportionnellement, le liquide des canaux demi-circulaires se trouve comprimé.

cidait avec la présence de tumeurs adénoïdes dans le pharynx nasal.

Malades qui se sont présentés à la clinique depuis le 1er novembre 1887 jusqu'au 28 février 1888.

1° Pour otites scléreuses. . . .	33
2° Pour tumeurs adénoïdes. . .	50
3° Pour tumeurs adénoïdes avec otites scléreuses.	8

Si l'on y joint le malade dont nous avons rapporté l'observation dans les additions page 12, et qui était bien un adénoïdien, comme l'a démontré l'examen histologique, cela nous fait un total de 9 cas.

Ce chiffre nous a frappé, et s'il ne présente pas une proportion exacte, étant donné le temps relativement limité pendant lequel nos observations ont été faites, il ne doit guère s'en écarter, car nous n'avons pas choisi une série.

L'époque fixe à laquelle doit être remis ce mémoire vient malheureusement limiter le chiffre de nos observations.

Il est fort intéressant de noter l'origine adénoïdienne de certaines otites scléreuses. On conçoit aisément quelle portée a cette constatation car, par l'institution d'un traitement rationnel à la période propice, c'est-à-dire dans l'enfance, on peut espérer réduire dans une notable proportion le nombre des otites sclèreuses, affection totalement incurable, comme on sait.

Dans l'espèce, les tumeurs adénoïdes agissent en maintenant une inflammation chronique constante des trompes d'Eustache et des caisses.

F. *Déformation du thorax*. — Depuis fort longtemps les cliniciens ont été frappés de la configuration spéciale du thorax chez les sujets qui respirent par la bouche, et comme on attribuait généralement la respiration buccale à la présence de grosses amygdales palatines, c'est à celles-ci que l'on fait remonter la cause des déformations thoraciques.

Dans un excellent mémoire sur le *gonflement chronique des amygdales chez les enfants*, publié en 1843, dans le *Bulletin général thérapeutique*, t. XXIV, p. 343, Alphonse Robert, alors agrégé de la Faculté et chirurgien de l'hôpital Beaujon, établissait déjà que la respiration buccale donnait lieu à une série d'accidents, à l'affaiblissement de l'ouïe, à des altérations dans l'attitude et l'expression de la face, à du ronflement nocturne, à une toux fréquente et opiniâtre, au changement du timbre de la voix qui devient nasonnée, à des déformations des os de la face, du nez, de la voûte palatine en ogive, des arcades dentaires, et enfin de la cage thoracique, c'est-à-dire à tous les accidents que nous avons décrits comme appartenant à l'hypertrophie de la tonsille de Luschka. Les médecins de cette époque avaient admirablement tracé le tableau symptomatique que nous n'avons fait que compléter dans certains points; mais ils ne pouvaient le rapporter à sa véritable cause, parce qu'ils ignoraient l'existence des hypertrophies de l'amygdale pharyngienne.

Alphonse Robert, dans le mémoire que nous venons de citer, s'exprime ainsi sur la nature de la déformation thoracique : « La poitrine, au lieu d'offrir « sur ses parties latérales une surface régulière et « arrondie, est au contraire déprimée, plane et même « quelquefois concave, comme si, à l'époque où les « côtes étaient molles et flexibles, on les avait com- « primées d'un côté vers l'autre. Cette dépression est « plus prononcée vers le milieu de la hauteur du tho- « rax que près de son sommet ou de sa base. Elle « est également plus marquée vers le milieu de la « longueur des côtes que près de leurs extrémités. « La colonne vertébrale est peu altérée, les carti- « lages costaux forment un angle saillant au point « de leur insertion costale... Le sternum, dans les cas « extrêmes, presente à son tiers inférieur un enfonce- « ment très remarquable. »

Nous n'avons absolument rien à ajouter à cette

description, car elle est de tous points exacte et complète. En effet, au moment où les côtes étaient molles et flexibles, elles ont été non pas comprimées, mais attirées en dedans. Il n'est pas un médecin qui n'ait assisté à une asphyxie laryngée et qui n'ait remarqué le TIRAGE qui se produit au moment de l'inspiration, alors que le courant d'air ne trouve pas d'issue pour pénétrer dans les poumons. A ce moment, la cage thoracique, mue par toutes les forces inspiratoires, tend à se distendre, mais l'air ne pénètre pas, il se fait un vide relatif et les parois s'enfoncent au creux épigastrique, aux parties latérales de la poitrine et à la base du cou, en même temps que se produit un bruit glottique strident. C'est le *tirage aigu* et poignant.

Les déformations que nous décrivons, enfoncement de l'extrémité inférieure du sternum et des parois latérales du thorax, ne sont autres que celles d'un *tirage chronique*.

Au point de vue de son mécanisme, nous admettons pleinement la manière de voir de Lœvenberg. Voici comment s'exprime cet auteur : « Les « tumeurs ne parvenant que petit à petit à leur « maximum de volume, il arrive nécessairement une « époque où l'obstruction des arrière-narines, bien « qu'incomplète d'habitude, devient gênante pendant « certaines poussées de turgescence plus grande ou

« de sécrétion plus copieuse qui sont particulières à « l'affection. Dans ces moments-là, la respiration « nasale devient insuffisante; mais, comme le malade « n'a pas encore exclusivement adopté la respiration « buccale, il fermera de temps en temps involontai- « rement la bouche et essayera de respirer par le « nez. Celui-ci se trouvant fermé, l'élargissement de « la cage thoracique ne peut se faire. »

On pourrait dire plus justement : l'orifice postérieur des narines étant en partie bouché, le courant d'air est insuffisant pour remplir les poumons aussi rapidement qu'ils tendent à se dilater; en un mot, le courant inspiratoire est insuffisant : c'est un *demi-tirage*.

Chez les sujets qui ont perdu complètement la respiration nasale et qui respirent uniquement par la bouche, il y a encore insuffisance du courant inspiratoire, au moins pendant le sommeil, car le voile du palais retombe inerte sur la base de la langue, opposant ainsi un obstacle à l'entrée de l'air; celui-ci en passant soulève le voile, mais y trouve un obstacle relatif qui se traduit par le ronflement.

Il est évident que tous ces malades luttent pour respirer; aussi les voit-on facilement essoufflés pendant la veille, incapables de se livrer à un exercice musculaire quelque peu violent, et pendant le sommeil sujets à des réveils en sursaut au milieu des sueurs profuses.

On conçoit aisément que ces malades, appartenant presque tous à la période de la vie où l'organisme a besoin de toutes ses ressources pour suffir à la croissance, se trouvent dans de déplorables conditions.

L'insuffisance de la respiration rend l'hématose rudimentaire; les oxydations se font mal, et les tissus n'ont qu'une vitalité précaire.

Ajoutons à cela que des sueurs profuses viennent épuiser le malade, et que le sommeil lui-même, si réparateur et si nécessaire à l'enfant, est souvent interrompu par des réveils en sursaut, et par suite insuffisant.

Voici ce que dit à ce sujet Alphonse Robert : « Chez tous, l'état constant de la gêne de la respira-« tion et de la nutrition empêche le développement « des forces et produit un état de pâleur, de maigreur « et de faiblesse qui dénote le peu d'activité de l'hé-« matose et l'atteinte portée aux sources mêmes de « la vie. Malheur à ces enfants, si, à l'état habituel « de dyspnée, vient se joindre une maladie acci « dentelle des organes respiratoires capable d'en « augmenter l'intensité. »

Et ce qui prouve bien que tous ces accidents sont sous la dépendance de l'obstruction de la cavité naso-pharyngienne par les tumeurs adénoïdes, c'est qu'ils disparaissent rapidement quand on a déblayé les arrière-narines et qu'on les a ainsi rendues perméables à un courant d'air inspiratoire suffisant.

Notre excellent maître, M. Hutinel, nous en citait récemment encore un exemple remarquable. Il s'agissait d'une jeune fille peu développée qui, arrivée à la période incertaine et pénible de l'âge ingrat, se nourrissant mal, dormant mal, présentait tous les signes des tumeurs adénoïdes. L'opération amena une métamorphose complète dans l'état de cette jeune fille, et depuis cette époque le développement a pris le dessus et s'est fait régulièrement.

Nous rapportons dans ce travail une autre observation du même genre, quoique moins démonstrative, parce que nous n'avons pu suivre le ma lade assez longtemps. La clientèle gratuite des cliniques et des hôpitaux échappe malheureusement trop vite à l'observation, et ce n'est qu'avec la peine la plus grande que nous avons pu, par hasard, suivre un malade une fois le traitement terminé.

Dans la clientèle privée, la chose est plus facile, et nous avons rencontré beaucoup d'enfants qui grandissaient et se développaient dans des proportions extraordinaires pendant les mois qui suivaient l'opération.

CHAPITRE IV

MARCHE ET PRONOSTIC

Les tumeurs adénoïdes ont une évolution déterminée et limitée.

Au moment de la naissance, elles sont très rares ; cependant, on en a observé des exemples chez des enfants à la mamelle, et nous avons dit comment elles pouvaient mettre leur existence en danger en rendant impossible l'allaitement.

C'est de quatre à six ans que le tissu adénoïde du pharynx nasal atteint tout son développement et qu'il donne aussi naissance au plus grand nombre d'accidents et en particulier aux troubles de l'audition. Cet état se prolonge pendant plusieurs années, jusque vers la dixième ou même la quinzième ; mais, à partir de ce moment, le tissu adénoïde entre dans une phase régressive, son activité s'atténue et son volume décroît. On voit alors les phénomènes inflammatoires et les sécrétions muco-purulentes diminuer, la surface taumenteuse de la cavité rétro-nasale se régulariser; souvent, à ce moment, on voit se former de petites tumeurs lisses et pédiculées, aux dépens de certaines parties du tissu, qui s'atrophient moins rapidement. Nous avons observé bon nombre de ces tumeurs chez les jeunes femmes de Lourcine. Elles en ignoraient complètement l'existence et n'accusaient aucun accident; mais les commémoratifs et les lésions persistantes de l'ouïe et des os de la face (voûte palatine, etc.) ne nous laissaient aucun doute sur l'existence antérieure de masses adénoïdes beaucoup plus considérables, masses dont nous ne trouvions plus que les débris.

Les tumeurs formées par le tissu adénoïde ont donc une existence limitée et tendent d'elles-mêmes, et par suite de leur évolution normale, à s'atrophier et à disparaître (1). Mais elles laissent presque toujours après elles les traces de leur existence.

Très souvent après leur disparition on retrouve, dans l'âge adulte, une inflammation chronique de tout le pharynx, sous forme, tantôt de pharyngite glanduleuse généralisée, tantôt d'une rougeur diffuse

(1) Il est cependant des malades adultes chez lesquels on trouve encore de véritables masses adénoïdiennes ; nous avons opéré un malade de 45 ans.

qui occupe le pharynx nasal et le pharynx buccal, s'accompagnant d'un léger degré de rhinite et d'une laryngite chronique des plus tenaces. Pour certains auteurs, cet état constitue la pharyngo-laryngite herpétique.

Nous ne pouvons traiter ici du pronostic général de tous les accidents qu'entraînent les tumeurs adénoïdes du pharynx nasal ; une pareille étude ne rentre pas dans le cadre que nous nous sommes tracé; cependant ces tumeurs modifient leur marche, et à ce point de vue nous devons nous en occuper.

Nous avons exposé ailleurs comment, au début de l'affection, les parties constituant la face étaient seulement atteintes dans leur attitude et comment, plus tard, le développement des os en particulier était entravé et aboutissait à certaines déformations bien définies du squelette. Il est évident que les déformations seront proportionnelles à l'intensité de la cause, c'est-à-dire de l'obstruction des narines et à la durée de son action. Si l'obstruction des narines persiste assez tard dans l'adolescence, l'achèvement de l'ossification surprendra les pièces du squelette dans une forme et une attitude vicieuses, irrémédiables et persistantes. L'observation n° I nous en fournit un exemple remarquable; le jeune homme qui en fait l'objet est âgé de quinze ans et demi; l'origine des accidents est assez reculée pour qu'il ne puisse en préciser la date. Le pharynx nasal est aujourd'hui absolument libre, mais la respiration nasale ne peut se rétablir à cause des lésions du squelette qui nécessiteront fort probablement une intervention opératoire.

A cette période, l'extirpation des tumeurs ne peut avoir aucune influence sur la rectification des malformations faciales. Si, au contraire, l'obstruction est levée dans la première période, celle d'attitude vicieuse simple, l'affection ne laissera aucune trace de son passage. On peut encore espérer cette heureuse issue si les lésions sont seulement commençantes, et s'il existe encore un long laps de temps avant l'ossification complète.

L'organe de l'ouïe est entre tous impressionné par les tumeurs adénoïdes; nous avons exposé ailleurs par quel mécanisme.

Tant que le tissu adénoïde bouche l'orifice tubaire ou tant qu'il maintient enflammée la muqueuse qui recouvre cet orifice, la maladie de l'oreille moyenne persiste, ou si par moment elle s'améliore, ce n'est que pour un temps toujours assez court, au bout duquel survient une aggravation nouvelle.

Ces rechutes successives ne se font pas sans grand dommage pour l'organe de l'ouïe. Au début, il n'y a qu'un simple catarrhe de la trompe et de la caisse; mais, au bout d'un certain temps, la membrane tympanique se prend et devient fibreuse, les articulations des osselets deviennent plus rigides et s'ankylosent, la platine de l'étrier se trouve immobilisée dans la fenêtre ovale, et, finalement, chaque poussée nouvelle laissant après elle une légère aggravation, l'appareil de transmission du son finit par présenter des lésions si étendues et si profondes, que la fonction auditive est fortement et irrémédiablement atteinte.

Nous ne parlons que pour mémoire des complications labyrinthiques des otites moyennes, complications que nous trouvons signalées dans tous les traités depuis quarante ans.

L'otite purulente peut aussi s'installer, et tant que les tumeurs pharyngiennes n'ont pas disparu, l'écoulement persiste ou s'arrête seulement pour un temps. Outre les désagréments attachés à l'otorrhée, fétide en elle-même, le malade est exposé aux complications plus sérieuses de la perte des osselets, de l'envahissement des cavités mastoïdiennes avec toutes ses conséquences, de la perforation des fenêtres ronde ou ovale, etc., etc. Dans tous les cas, la fonction auditive est extrêmement compromise. Nous n'avons pas besoin de nous étendre longuement sur le pronostic, tout particulièrement grave, des tumeurs adénoïdes qui causent la surdité dans la première enfance. La surdi-mutité en est la suite trop fréquente. Il faut cependant faire observer qu'après avoir enlevé les tumeurs, on a pu quelquefois améliorer l'ouïe suffisamment pour permettre aux enfants d'apprendre à parler. Ce sont là des cas malheureusement fort rares.

Si l'on veut bien se reporter à ce que nous avons dit des rapports entre les tumeurs adénoïdes et l'otite scléreuse chronique, et se rappeler que cette dernière affection est totalement incurable, on comprendra quelle gravité toute spéciale peut prendre une maladie qui, considérée en elle-même, paraît insignifiante.

Il en est des déformations thoraciques et de l'arrêt dans le développement physique des jeunes malades, comme de celui des os de la face. L'amélioration ne peut être obtenue qu'en faisant disparaître la cause du mal en temps opportun, c'est-à-dire le plus près possible du début des accidents. Quand le sujet est près de l'âge adulte, on ne peut plus attendre que des effets palliatifs de l'intervention thérapeutique.

Quand on a extrait le paquet adénoïde qui comble le pharynx, l'affection est par le fait même guérie ; quel que soit le procédé que l'on ait employé, l'inflammation disparaît d'elle-même ou sous l'influence d'un traitement approprié.

Les tumeurs adénoïdes ne récidivent pas ; tous les auteurs sont unanimes sur ce point. Si, parfois, on a cru à cette récidive, c'est que l'opération, une première fois tentée, avait été notablement incomplète.

Quand on opère, il faut extirper toute la masse sous peine de s'exposer à voir les accidents reparaître.

Certains médecins prétendent qu'une opération incomplète suffit, et que le reste de la tumeur s'atrophie. C'est là une opinion absolument fausse, mise en circulation par des opérateurs insuffisants et timorés pour masquer un échec, au grand préjudice du malade.

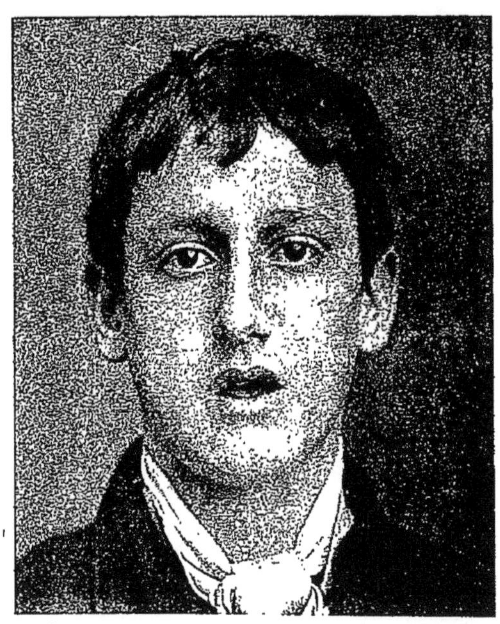

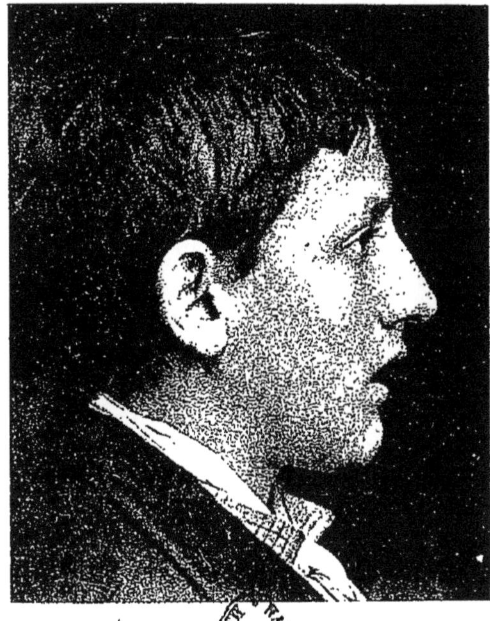

CHAPITRE V

DIAGNOSTIC

Le diagnostic de l'existence des tumeurs adénoïdes est facile surtout chez l'enfant, si l'on est bien pénétré de leur extrême fréquence; chez l'adulte, qui en est beaucoup plus rarement atteint, on peut les méconnaître plus facilement.

L'attitude de la face et l'ouverture constante de la bouche sont des signes que l'on peut dire infaillibles; le dernier, surtout, est pour ainsi dire pathognomonique. Il faut cependant se rappeler que quand l'enfant se sent observé, il ferme souvent la bouche, mais il la rouvre aussitôt que l'on distrait son attention.

Quand on est mis en éveil par ce premier symptôme, la coexistence de troubles auriculaires donne déjà une assez forte présomption pour qu'on soit autorisé à procéder à un examen local.

On aperçoit alors la voûte palatine en ogive et la

paroi postérieure du pharynx parsemée de granulations couleur groseille.

Il ne reste plus qu'à voir ou à toucher du doigt les tumeurs. Nous avons indiqué ailleurs la façon de procéder à cette double exploration. Dès lors, le diagnostic est fait et ne peut plus laisser place à aucun doute.

Cependant, certains états pathologiques donnent lieu à des accidents pouvant simuler ceux qui accompagnent les tumeurs adénoïdes du pharynx nasal.

1° HYPERTROPHIE DES AMYGDALES. — Le lecteur de ce travail a dû être frappé du fait suivant : la description que nous avons donnée des troubles fonctionnels causés par l'hypertrophie de la tonsille de Luschka est de tout point semblable à celle que, depuis fort longtemps, les pathologistes donnent de l'hypertrophie vulgaire des amygdales palatines. Cette observation est absolument juste, et nous dirons même qu'il ne pouvait en être autrement.

Les observateurs ont depuis longtemps (Dupuytren, 1828, — Alphonse Robert, 1843, etc.) observé et décrit les accidents qu'entraîne l'obstruction des fosses nasales, et les médecins de notre époque n'ajoutent guère aux superbes descriptions symptomatiques des grands cliniciens nos devanciers. On a toujours plus ou moins pillé leurs travaux, et quand on veut bien remonter aux sources, il faut avouer qu'ils ont vu tout ou presque tout ce que l'observation clinique peut montrer. Mais ce qu'ils ne pouvaient voir aussi bien que ceux de notre époque, parce qu'ils ne disposaient pas de moyens d'investigation aussi perfectionnés que les nôtres, c'étaient les lésions anatomiques s'adaptant aux cadres symptomatiques qu'ils avaient tracés (1).

Czermack, en inventant le laryngoscope et le pharyngoscope, a tracé une voie nouvelle, féconde en découvertes.

De Trœltsch, dans la quatrième édition de son ouvrage, qui date de 1868 (2), écrivait textuellement ce qui suit :

« Les faits les plus intéressants qu'on a décou-
« verts au moyen du rhinoscope sont la pharyngite
« granuleuse, près de l'orifice tubaire, ainsi que dans
« toute la cavité pharyngienne supérieure..... des
« bourrelets muqueux allongés, aplatis ou semi-
« circulaires dans la région tubaire..... »

Ne sont-ce pas là tous les caractères objectifs des tumeurs adénoïdes? Mais c'est surtout depuis le tra-

(1) Dupuytren (*Répertoire d'anatomie*, 1828, p. 110 et suiv.) avait cependant remarqué que la section des amygdales ne donne pas toujours aux malades la respiration plus facile.

(2) De Trœltsch. *Maladies de l'oreille*, Traduction de Kuhn et Lévy, 1870, p. 315. Chez Adrien Delahaye.

vail de Meyer, de Copenhague, 1874, et celui de Lœvenberg, de Paris, 1879, que l'attention des cliniciens est attirée sur ce point.

Depuis cette époque, on a trouvé de nombreux cas dans lesquels les malades présentaient tous les symptômes que, d'après la tradition, on attribuait à l'hypertrophie amygdalienne, mais qui n'avaient pas et n'avaient jamais eu d'hypertrophie des amygdales. Notre observation n° 2 en rapporte un exemple. Nous avons dit ailleurs pourquoi nous n'en avons pas rapporté un plus grand nombre. La rhinoscopie postérieure a montré dans ces cas que le pharynx nasal était bourré de masses adénoïdes. Quand on les a extirpées en temps voulu, tous les symptômes pénibles disparaissent.

Ces cas sont absolument démonstratifs et ne laissent aucune prise à la discussion. On peut les résumer dans la formule suivante : *tableau symptomatique attribué à l'hypertrophie des amygdales sans hypertrophie des amygdales, mais avec hypertrophie de la tonsille de Luschka.*

Dans d'autres cas, le fait est plus complexe. Il y a hypertrophie des amygdales palatines et de plus hypertrophie de l'amygdale pharyngienne. Le tissu adénoïde du pharynx est pris dans tout son ensemble.

Enfin, dans un troisième groupe de faits, on trouve

tous les symptômes que nous avons décrits, avec hypertrophie des amygdales palatines. On fait la section des amygdales et les accidents disparaissent. Il est fort probable qu'ici les amygdales palatines étaient la seule cause des accidents, à moins que leur section n'ait entraîné l'atrophie de la tonsille de Luschka, celle-ci ayant été méconnue. Les cas de ce genre se trouvent relatés dans les écrits qui traitent de l'hypertrophie des amygdales et dans lesquels on ne fait aucunement mention de l'amygdale pharyngienne, parce qu'elle n'était pas connue. On peut donc, à leur sujet, émettre quelques doutes et souhaiter de nouvelles recherches.

D'après ce que nous venons de dire, les accidents qui ont fait le sujet de notre description se rencontrent :

A. Chez des malades qui n'ont pas et qui n'ont jamais eu d'hypertrophie des amygdales palatines, mais qui ont l'amygdale de Luschka hypertrophiée ;

B. Chez des malades qui ont en même temps hypertrophie des amygdales palatines et de l'amygdale pharyngienne ;

C. Chez des malades qui ont hypertrophie des amygdales palatines et peut-être pas hypertrophie de l'amygdale pharyngienne. Jusqu'à plus ample informé, ces derniers cas ont toujours quelque chose de douteux et d'incertain.

Le premier groupe est de beaucoup le plus nombreux; la simple inspection de l'isthme du gosier suffit à lever toute hésitation.

Dans les deux autres, on ne peut se prononcer qu'après avoir fait un examen attentif de la cavité naso-pharyngienne et déterminé exactement quel est son état.

2° Oblitération des fosses nasales. — Les oblitérations des fosses nasales donnent naissance aux mêmes accidents que l'obstruction du pharynx supérieur.

L'*étroitesse congénitale*, les *déviations de la cloison* et le *coryza chronique*, surtout sous la forme de catarrhe hypertrophique, sont ordinairement de simples complications des tumeurs adénoïdes, et à ce titre ne peuvent être l'objet d'un diagnostic différentiel.

Cependant il existe des déviations traumatiques de la cloison et quelquefois du catharre hypertrophique en dehors des tumeurs adénoïdes. L'étude des commémoratifs dans le premier cas et l'examen de la cavité naso-pharyngienne dans les deux lèveront tous les doutes.

Les *polypes muqueux* des fosses nasales amènent l'obstruction des narines et, à ce titre, pourraient au premier abord être confondus avec les tumeurs adénoïdes du pharynx, si l'âge habituel des sujets et un simple examen des cavités nasales, au moyen du spéculum et d'un bon éclairage, ne fournissaient les éléments d'un diagnostic rapide et certain.

3° POLYPES NASO-PHARYNGIENS (*polypes fibreux*). — Les deux genres de tumeurs ont le même siège et par conséquent donnent naissance aux mêmes accidents. Le diagnostic différentiel peut présenter de grandes difficultés.

Quand la tumeur est petite, il est complètement impossible et ne peut se résoudre que par l'examen histologique du tissu après opération.

Quand la tumeur est volumineuse, dépasse en bas le voile du palais ou envahit les cavités voisines, le nez, les orbites, on n'a évidemment pas affaire aux tumeurs adénoïdes qui n'acquièrent jamais de pareilles dimensions, mais à un polype fibreux.

On doit enfin faire entrer en ligne de compte que les polypes fibreux ne se rencontrent que dans le sexe masculin et qu'ils donnent naissance à des hémorrhagies abondantes quand on entame leur surface. Un excellent signe est tiré de la consistance, qui est molle dans les tumeurs adénoïdes et dure dans les polypes naso-pharyngiens.

4° On a dit que l'attitude de la face caractéristique des tumeurs adénoïdes n'est souvent qu'une *attitude vicieuse*. Il n'y a pas lieu de s'arrêter bien longtemps à cette opinion. Qu'il nous suffise de dire qu'elle est toujours liée à l'insuffisance de la respiration nasale par suite d'une obstruction des narines qui a existé ou qui existe encore.

Il suffit, dans l'espèce, de faire un examen attentif des narines antérieures et postérieures.

Un diagnostic très important à faire est celui de l'état de l'organe de l'ouïe.

Dans plusieurs cas, après l'opération même la mieux faite, on n'obtient pas l'amélioration de l'audition qu'un examen incomplet pouvait faire espérer.

Il peut se présenter plusieurs cas :

1° — Les tumeurs adénoïdes sont compliquées d'une autre cause de surdité, telle que la surdité des oreillons.

Cette dernière possède comme signe caractéristique d'être d'origine labyrinthique et par conséquent s'accompagne de perte de la perception crânienne pour le côté affecté. Dans ce cas, le médecin doit avertir la famille qu'on ne doit espérer d'amélioration que dans l'oreille non frappée par l'affection ourlienne.

2° — Quoiqu'il s'agisse d'un enfant, les lésions du côté de l'oreille moyenne peuvent être déjà si considérables qu'il y ait un obstacle irrémédiable à la restauration de l'appareil de transmission du son, soit qu'une suppuration prolongée ait entraîné la perte des osselets ou leur immobilisation, soit qu'il y ait déjà otite scléreuse.

Nous venons tout récemment d'observer une jeune fille de 13 ans qui était dans ce cas. Cependant, à la longue, chez un enfant dont la vitalité est grande, les tissus peuvent se modifier d'une façon heureuse, comme nous l'avons vu chez un autre enfant de quinze ans dont l'audition s'est considérablement accrue dans l'année qui a suivi l'opération, alors que celle-ci n'avait donné que des résultats immédiats assez limités.

CHAPITRE VI

TRAITEMENT

Le traitement de l'hypertrophie du tissu adénoïde du pharynx nasal a été tenté par des *moyens purement médicaux*. Malheureusement, le résultat n'a jamais semblé couronner de succès ni les efforts ni l'ingéniosité du médecin à varier ses remèdes, ni la persévérance du malade. A la longue, cependant, il peut arriver que l'on constate une certaine amélioration, mais elle est due bien plutôt à la rétrocession spontanée des tumeurs, qui s'accuse à mesure que viennent les progrès de l'âge.

E. Woakes, dans son Traité du catarrhe du pharynx nasal, dit avoir obtenu des guérisons au moyen de la *douche de Weber* et d'irrigations alcalines. Il est fort probable qu'il s'agissait de cas fort égers dans lesquels le tissu adénoïde étendu en nappe disséminée dans tout l'espace naso-pharyngien ne formait pas une véritable tumeur, mais donnait seulement lieu à une inflammation intense de la muqueuse. E. Woakes cite les cas dont il s'agit sans les accompagner d'aucune mention particulière. L'injection nasale, par la manière facile ou difficile dont elle passe, indique jusqu'à quel point la cavité pharyngienne est libre; elle peut donc rendre quelques services au point de vue du diagnostic; mais il ne faut pas oublier que cette pratique n'est pas sans danger, et que le liquide ne pouvant cheminer librement d'une narine vers l'autre peut forcer l'orifice de la trompe d'Eustache, pénétrer jusque dans la caisse et y déterminer une inflammation aiguë.

Les lavages sont, en tous cas, employés avec avantage pour déterminer le traitement quand les tumeurs ont été détruites par un des moyens que nous allons indiquer maintenant.

TRAITEMENT CHIRURGICAL

A. *Ablation.* — Le mode de traitement auquel tous les auteurs accordent unanimement la préférence est celui qui consiste à détruire les tumeurs en agissant directement sur elles.

Les uns agissent par la voie *nasale*, les autres par la *buccale*.

Parmi les premiers, il faut citer d'une part Meyer, de Copenhague, et d'autre part Voltolini et Carl Michel, de Cologne.

Meyer opère avec un couteau annulaire porté sur une tige assez longue. L'instrument est introduit de champ à travers la narine jusque dans le pharynx ; puis on lui imprime des mouvements de rotation et de raclage en s'aidant du doigt pour le guider. Nous n'avons jamais employé ni vu employer ce mode opératoire ; il nous semble difficile à appliquer et fort pénible à supporter.

Carl Michel (1) extrait les végétations au moyen de l'anse galvanique introduite par une des narines, sans s'aider du miroir rhinoscopique. Voltolini, au contraire, emploie cet instrument pour guider l'anse métallique. Cependant, ces deux auteurs tendent à modifier leur méthode et à opérer par la bouche au moyen d'un instrument présentant une courbe appropriée. Cette façon d'opérer est fort peu répandue.

Les procédés dans lesquels on opère par la bouche sont beaucoup plus usités que les précédents.

En premier lieu se place celui qui consiste à écraser et à dilacérer les masses adénoïdes au moyen du doigt indicateur introduit en arrière du voile du palais. Ce moyen est totalement insuffisant.

Les *Annales des maladies de l'oreille et du larynx*, numéro de mai 1885, renferment un travail de

(1) *Traité des maladies des fosses nasales et de la cavité naso-pharyngienne.* Traduction de Capart. Chez Manceaux, à Bruxelles, 1879, p. 123 et suiv.

Creswell-Baber, qui dit employer souvent avec succès ce mode opératoire; certains chirurgiens arment le doigt d'un ongle métallique. Nous avons vu opérer de cette manière par un laryngiste en renom. Le résultat nous a paru fort médiocre, en ce sens que la masse adénoïde n'a été que très légèrement effleurée et nullement détruite.

Un autre moyen consiste à employer le couteau annulaire de Meyer, mais porté sur une tige à courbure convenable et introduit par la bouche en arrière du voile palatin. On attaque ainsi bien plus énergiquement l'amygdale pharyngienne, mais on arrive difficilement à tout enlever ; de plus, on s'expose à faire dans le pharynx nasal des lésions considérables.

Nous en arrivons maintenant à la méthode la plus importante. Elle consiste à couper et à arracher les tumeurs au moyen d'une pince dont les mors ont la forme de cuillère. C'est ce mode opératoire auquel il faut, sans contredit, accorder la préférence.

L'instrument que l'on emploie le plus souvent est la pince de Lœwenberg, modifiée par E. Woakes. La figure que nous en donnons (fig. 4) dispense de toute description.

Le malade est assis en face de l'opérateur qui éclaire la cavité buccale au moyen de l'éclairage direct ou réfléchi. Le chirurgien tient de la main gauche un abaisse-langue et abaisse cet organe; de la main droite, il tient solidement la pince, les mors correspondant à la face dorsale de la main; puis il

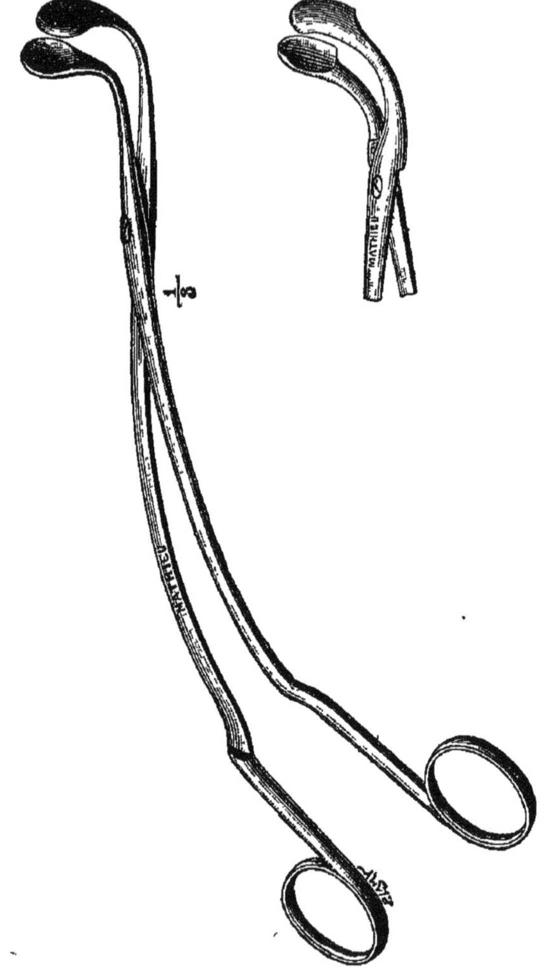

Fig. 4.

l'introduit fermé, les mors à plat, jusqu'au fond de la bouche et en les relevant en haut, par un mouvement de rotation autour du grand axe de l'instrument, les fait pénétrer en arrière du voile palatin. Pour porter l'instrument en haut jusqu'à la voûte du pharynx, la main gauche vient appuyer en dessous l'instrument tout près des lèvres; dans ce mouvement, il ne faut pas abaisser la main droite, car l'instrument basculerait et les mors se portant en avant seraient exposés à saisir la cloison des fosses nasales (Calmettes).

Quand on est en arrière du voile, on ouvre les mors de l'instrument et on le porte aussi haut que possible en agissant comme il vient d'être dit; puis on rapproche les mors en rapprochant les branches.

La pression étant suffisante, par un mouvement de torsion, on détache la portion de tissu saisi; les mors se dégagent au-dessous du voile palatin par un procédé analogue à celui qu'ils ont suivi pour entrer, et l'instrument est facilement entraîné au dehors.

Dans les différentes séances, il faut avoir soin de porter l'instrument dans tous les points de la cavité naso-pharyngienne, afin d'enlever autant que possible tout le tissu hypertrophié et notamment les végétations latérales (Calmettes [1]).

(1) D'après ce que j'ai observé, il n'existe pas de végétations latérales à proprement parler. Mais il arrive quelquefois qu'en opérant, les mors de la pince ne saisissent que la partie médiane de la masse et laissent de chaque côté deux bandes verticales de tissu adénoïde au voisinage des trompes.

Le manuel opératoire est donc des plus simples.

Les séances ne doivent pas être répétées plus souvent que tous les quatre ou cinq jours, pendant lesquels il n'est nécessaire de faire aucun traitement.

En opérant de cette façon, il est difficile de donner plusieurs coups de pince dans la même séance, l'enfant s'y refusant habituellement, car il n'est pas endormi ; alors le nombre des séances peut être considérable, de 12 à 21 d'après ma statistique particulière. Mon ami Calmettes a eu un malade qu'il a opéré plus de 50 fois. Dans de telles conditions il faut que l'enfant ait une ténacité qui fait souvent défaut à cet âge. L'enfant ou la famille finissent par se décourager et l'opération reste notablement incomplète, au grand préjudice du résultat final.

Aussi a-t-on essayé d'employer l'anesthésie chloroformique et d'extirper en une seule séance toutes les masses adénoïdes.

Déjà Calmettes, avant 1883, Ayssaguer et nous-même depuis, avions essayé ce nouveau mode opératoire, mais l'opération était si laborieuse que personne ne l'employait d'une façon courante.

M. Hoppmann, de Cologne, eut l'idée simple d'utiliser le relèvement du voile palatin au moyen d'un tube de caoutchouc, comme cela se pratiquait depuis longtemps, pour l'ablation de certains polypes des choanes. Dès lors le champ opératoire était rendu facilement accessible. C'est ce perfectionnement qui a rendu vraiment pratique l'emploi de l'anesthésie.

Après plusieurs perfectionnements successifs, voici quelle est la technique opératoire.

Tous les instruments sont plongés dans une solution phéniquée au 20ᵉ.

Le malade à jeun est endormi sur un lit dur et dépourvu de têtière.

Un tube de caoutchouc, ou mieux un faisceau de deux tubes (1) liés ensemble par leurs extrémités seulement, est introduit par le nez jusque dans le pharynx nasal, conduit par une bougie uréthrale ordinaire en gomme.

On reconnaît que la bougie est arrivée dans le pharynx quand le malade fait des efforts de vomissement.

Un aide maintient la tête du malade. L'opérateur, abaissant la langue fortement, va saisir la bougie conductrice au moyen d'une pince longue (l'ancienne pince à polype du nez convient très bien à cet usage) et la retire par la bouche en entraînant le faisceau de tubes de caoutchouc qui s'engage dans la fosse nasale.

Les deux extrémités du faisceau de tubes sortent alors l'une par la bouche et l'autre par une narine;

(1) Le faisceau de deux tubes contusionne moins violemment le voile palatin. Le double drain que le P. Guyon emploie pour la taille hypogastrique convient parfaitement.

elles sont toutes deux fortement tendues et nouées par un nœud *simple* sur la lèvre supérieure. La tension du caoutchouc suffit pour relever fortement le voile palatin.

A ce moment, on enlève le traversin ou les oreillers, de telle sorte que la tête du malade soit dans une position légèrement déclive afin que le sang n'ait pas de tendance à couler dans les voies aériennes. La tête est fixée par un aide, un peu inclinée de côté, afin que l'opérateur ait moins à se pencher sur le lit pour voir le fond de la gorge; ce même aide maintient la bouche ouverte au moyen d'un corps dur introduit entre les dents (bouchon de caoutchouc, bobine à fil, etc.). L'opérateur réfléchissant dans le pharynx, au moyen du miroir frontal, la lumière d'une forte lampe convenablement placée, abaisse la langue au moyen d'un abaisse-langue, puis introduit la pince (1) dans la cavité pharyngo-nasale; il en ouvre les mors autant que cela se peut et la porte jusqu'au haut de la voûte, puis saisit tout ce qui est entre les mors et l'entraîne au dehors. Il explore ensuite la cavité avec le doigt afin de savoir s'il reste encore des masses adénoïdes et où elles sont situées; il renouvelle les coups de pince jusqu'à ce qu'il ne sente plus rien avec le doigt.

(1) Nous opérons toujours avec la pince dite de Lœwenberg modifiée.

L'opération en elle-même est alors terminée.

On passe aussitôt successivement dans le pharynx nasal quatre ou cinq tampons d'ouate imbibés de solution phéniquée au 20e, puis exprimés fortement, tampons portés sur des pinces à pression de courbure convenable.

Nous employons cette pratique afin d'obtenir une antiseptie aussi complète que possible et afin de hâter l'hémostase par l'action caustique de la solution phéniquée forte.

Nous y attachons une grande importance.

Le sang coule en abondance ; dès qu'on a constaté que tout est enlevé, on tire sur une des clefs du faisceau de caoutchouc et le nœud, qui a été fait *simple*, se dénoue spontanément sous l'effort de cette traction, le caoutchouc est retiré.

Aussitôt l'écoulement de sang s'arrête, surtout si l'opéré, à moitié réveillé, parvient à se moucher ; s'il ne se mouche pas de lui-même, on le mouche en soufflant dans une narine au moyen de la poire de Politzer. L'opéré est maintenu dans le calme pendant toute la journée. Le lendemain, il peut se lever et manger.

Après l'opération, soit immédiatement, soit quelques heures après, l'opéré vomit fréquemment une notable quantité de sang mêlé à des liquides stomacaux; le tout est d'autant plus noir que le vomissement est plus tardif.

Ce sang a été dégluti au moment même de l'opération, il ne signifie aucunement qu'il se soit fait une hémorrhagie secondaire.

Remarques :

1° Nous recommandons dans les jours qui précèdent l'opération de faire faire au malade des insufflations d'acide borique cristallisé fin dans les deux fosses nasales, et les faisons continuer le jour même de l'opération et les jours suivants, comme précaution antiseptique;

2° Quand on donne le premier coup de pince, il est très important d'ouvrir aussi complètement que possible les mors de l'instrument et de le porter fortement en haut et en arrière. Si on n'ouvre pas ainsi les mors, on prend seulement la partie médiane de la masse adénoïde, on laisse sur les côtés deux bandes latérales fort difficiles à saisir, car elles fuient devant la pince; pour les enlever on doit tourner celle-ci fortement de côté;

3° Quand on emploie la poire de Politzer pour moucher l'opéré, il arrive quelquefois que le courant d'air fasse pénétrer un peu de sang par les trompes jusque dans les caisses. Comme il est utile, pour obtenir une hémostase rapide, que l'opéré se mouche ou soit mouché, nous conseillons néanmoins d'employer ce procédé.

Jusqu'à ce jour (28 février 1888), la pénétration d'un peu de sang dans les caisses, comme il vient d'être dit, n'a pas déterminé le moindre accident à notre connaissance. Du 1er novembre 1887 au 28 février 1888, nous avons opéré, à notre clinique *seulement*, plus de 50 malades, comme il vient d'être dit.

Nous n'avons eu à constater aucun accident.

Il est encore un mode opératoire qui peut rendre de grands services quand la masse adénoïdienne est peu volumineuse, bien globuleuse et située sur la ligne médiane sans trop déborder jusque vers les trompes. Nous voulons parler de l'opération avec la curette de Gottstein, de Breslau. Notre ami le docteur Beehague, de Sydney, lui a fait subir une heureuse modification, en incurvant un peu la partie de l'instrument qui soutient le tranchant, de telle sorte que celui-ci s'adapte mieux à la courbe du pharynx nasal (fig. 5). Mais il est important de donner à cette curette des dimensions beaucoup supérieures à celles que Gottstein et Beehague lui avaient données primitivement, si on retombe dans l'inconvénient grave des opérations répétées, car la curette n'abat ordinairement pas toute la masse d'un seul coup.

L'instrument est introduit dans le pharynx nasal

par un mouvement d'abaissement du manche, on porte le dos du couteau de la curette sur le bord

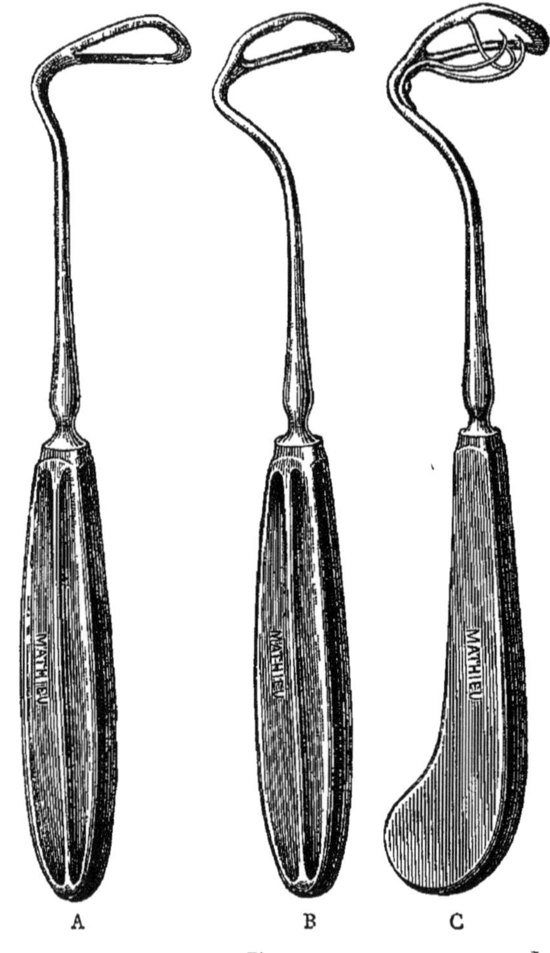

Fig. 5.

A. — Curette de Gottstein.
B. — Modèle de Beehague.
C. — Modèle avec panier du Dr Moure, pour recueillir la masse adénoïdienne sectionnée.

postérieur de la cloison et on le fait cheminer jusqu'à la voûte pharyngienne. Par un mouvement brusque, l'opérateur fait décrire un arc de cercle à la partie tranchante en appuyant fortement l'instrument à la voûte et à la paroi postérieure du pharynx. Le malade crache abondamment du sang et rejette le morceau détaché. Cependant il arrive fréquement que la masse adénoïdienne tient encore à la moyenne par une partie non actionnée. Alors elle pend dans la bouche, donnant à l'opéré de violents efforts de vomissement, ce qui augmente l'hémorrhagie. Il faut alors faire abaisser la langue par un aide, saisir le fragment pendant avec une pince et sectionner son pédicule avec des ciseaux; ce qui est quelquefois très laborieux.

Il est d'une importance capitale d'opérer radicalement les tumeurs adénoïdes, c'est-à-dire d'extirper toute la masse, car si on laisse des fragments encore volumineux, ils peuvent être l'origine d'inflammations nouvelles, comme si rien n'avait été fait.

Des médecins, timorés à l'excès, posent en principe qu'il ne faut opérer que guidé par le doigt introduit en arrière du voile palatin; certains même, mais peu nombreux, repoussent complètement l'opération.

Ce sont là des craintes exagérées, car les accidents sont assez rares pour qu'il ne nous ait pas été possible d'en trouver relatés dans la littérature, abondante cependant, que nous avons parcourue dans ce but. Au moyen d'un tube de caoutchouc recouvrant les branches de la pince entre l'articulation et les mors, on n'aura pas à craindre de pincer la luette (Calmettes).

L'hémorrhagie qui suit l'opération n'a jamais de gravité et s'arrête spontanément au bout de quelques instants.

La réaction inflammatoire consécutive est nulle ou à peine sensible ; elle ne nécessite aucune intervention thérapeutique.

On reconnaît que tout le tissu adénoïde est enlevé quand le malade respire librement par le nez et garde la bouche fermée. On peut aussi s'en assurer en pratiquant l'examen rhinoscopique ou l'exploration digitale. Il est même nécessaire de pratiquer cette exploration, car certains malades gardent encore la bouche ouverte, quoique toute la masse adénoïdienne ait été enlevée. Dans ces cas il y a toujours une lésion nasale, catarrhe, hypertrophie, etc.

Quoique l'hémorrhagie, dans l'opération avec les pinces, n'ait jamais de gravité, nous l'avons vue parfois être assez abondante. Dans le but de réduire au minimum la perte de sang, nous employons depuis quelque temps, quand la masse adénoidienne est volumineuse, une sorte de curette de Gottstein, dans laquelle la partie tranchante est remplacée par un fil de platine porté au rouge par l'électricité.

L'appareil que nous avons imaginé (1), et qui est représenté par la figure ci-jointe (fig. 6), se compose de deux branches articulées non entrecroisées, de telle sorte que la pression sur les anneaux amène l'écartement des branches. Ces dernières sont percées, dans le sens de leur longueur, d'un canal dans lequel est engagé un fil de platine épais. Ce fil est fixé par une de ses extrémités d'une façon invariable à la branche gauche; son autre extrémité s'attache par un lien de caoutchouc à la branche droite.

Quand on presse sur les anneaux, le fil se tend entre l'extrémité des deux branches et forme le tranchant de l'instrument.

Il est nécessaire que les deux branches soient isolées par une bande d'ivoire qui double la branche gauche. L'articulation se fait au moyen d'une vis également en ivoire.

Chaque branche porte une borne à laquelle est fixé le fil conducteur, relié à une batterie électrique. Un des fils est interrompu dans son trajet et adapté à un interrupteur très simple, construit également par M. Mathieu. Cet interrupteur, placé sous le pied de l'opérateur, permet de faire passer le courant au moment voulu.

(1) Fabriqué par M. Mathieu, boulevard Saint-Germain, 113, Paris.

Voici comment nous opérons :

Le malade est endormi au chloroforme ; un tube de caoutchouc relève le voile palatin (*voir* page 112).

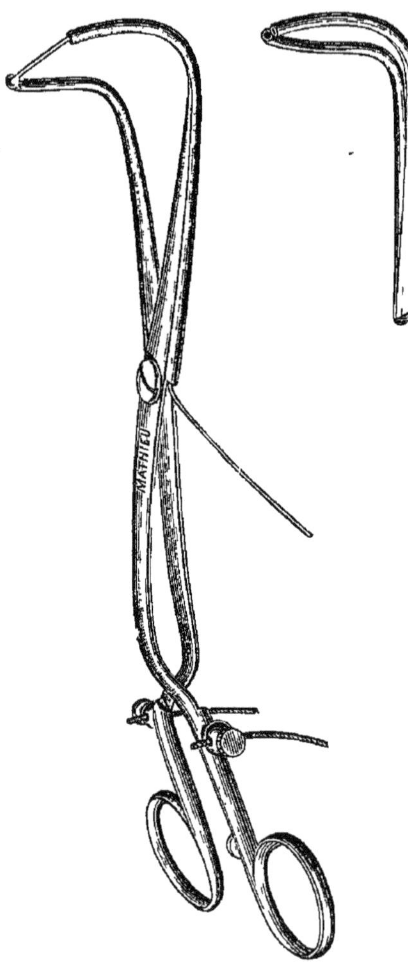

Fig. 6.

La pile est mise en activité à l'intensité voulue, et les conducteurs fixés à l'instrument.

L'opérateur s'éclaire au moyen du miroir frontal, abaisse la langue du malade et introduit l'instrument *fermé* en arrière du voile palatin. Le bec des branches est porté vers la cloison, qu'il doit toucher.

A ce moment on presse sur les anneaux, les branches s'écartent et le fil de platine se déploie. L'instrument doit être ouvert autant que possible, c'est-à-dire jusqu'à ce que les branches viennent buter sur les parois latérales du pharynx.

On prend soin que le fil de platine vienne bien s'appliquer sur le bord postérieur du vomer.

Alors, en appuyant avec le pied sur l'interrupteur, on fait passer le courant et on entend un bruit de crépitation produit par le fil rougi.

On imprime à l'instrument un mouvement tel que le couteau galvanique rase bien toute la surface interne de la voûte du pharynx, en le maintenant fortement appliqué en haut puis en arrière, comme pour la curette de Gottstein.

Le succès dépend de l'exactitude avec laquelle ce temps est exécuté.

Quand le fil est arrivé en bas, au niveau du bord inférieur du voile palatin, la section est terminée; on interrompt le courant et l'instrument est dégagé.

L'aide tourne la tête de l'opéré en bas et celui-ci crache le morceau sectionné.

L'écoulement de sang est insignifiant.

Il est utile d'explorer avec le doigt la cavité naso-pharyngienne, pour s'assurer que tout est bien enlevé.

Quand on a bien dirigé l'instrument, la masse tout entière est détachée.

Cet instrument présente un grand avantage sur l'anneau d'ivoire supportant un fil de platine; il s'adapte à tous les pharynx; on évite de laisser sur les parties latérales des bandes verticales de tissu adénoïde, comme cela arrive si souvent avec les instruments à ouverture fixe (curette de Gottsein, etc.) qui n'attaquent que la partie médiane de la masse à enlever. Ces bandes latérales sont ensuite très difficiles à enlever, car elles fuient sous les pinces en se dissimulant en arrière du pavillon des trompes, dans les fossettes de Rosenmuller.

B. *Cautérisation*. — La cautérisation a été érigée par certains auteurs en une méthode générale d'opération.

Elle est totalement insuffisante et doit être exclusivement réservée pour terminer un traitement, alors que le pharynx nasal est déblayé des masses adénoïdes et qu'il n'y reste plus que de petits amas isolés, trop petits pour être saisis avec la pince, ou étendus en nappe.

Les caustiques chimiques les plus employés sont le nitrate d'argent et l'acide chromique cristallisé. Tous les deux s'emploient en substance et fondus à la chaleur sur l'extrémité d'une sonde, de manière à y former comme une petite perle.

L'instrument ayant une courbure convenable est introduit en arrière du voile palatin, et le caustique porté précisément sur le point voulu avec l'aide du miroir.

Le galvano-cautère remplit le même but, et est d'un maniement plus commode.

En tous cas, ce n'est là qu'une méthode d'exception, bonne tout au plus à terminer le traitement.

Traitement des complications. *Pharyngite.* — Presque toujours la pharyngite granuleuse accompagne les tumeurs adénoïdes et leur survit.

Si le sujet est jeune, l'élément inflammatoire est d'habitude peu intense; aussi est-ce surtout pour l'angine glanduleuse de l'adulte qu'il faut réserver l'emploi des pulvérisations, des insufflations et des gargarismes médicamenteux, moyens excellents pour calmer la douleur et modérer l'inflammation.

Le traitement héroïque de l'angine glanduleuse de l'enfant ou de l'adulte est la cautérisation de chaque granulation.

Depuis que le galvano-cautère a été perfectionné, on a complètement abandonné l'emploi des caustiques chimiques, nitrate d'argent et acide chromique en substance.

L'usage du galvano-cautère est aujourd'hui universellement adopté, tant à cause de la merveilleuse rapidité des résultats que du peu de douleur qu'il cause au malade, son action étant extrêmement rapide et très exactement localisée au point qu'il est nécessaire d'atteindre.

Michel, de Cologne (1), qui le premier a posé les règles de ce traitement, « fait chauffer le cautère « d'une façon instantanée et ne le laisse en contact « qu'un moment très court avec le point malade. « Si le malade est tolérant, il attaque le premier jour « toutes les parties malades ; pendant deux jours gar- « garismes à l'eau froide ou glacée ; puis, pendant « huit jours, avec une solution de chlorate de potasse « (une cuillerée à café par verre). La seconde séance « doit avoir lieu au plus tôt dix jours après, Il en « faut en moyenne quatre ou cinq pour arriver à « la guérison.

« On fera attention :

« 1° A ne pas porter le cautère à une chaleur « trop vive ;

« 2° A ne le presser contre la paroi que très légè- « rement et d'une façon instantanée. »

Nez. — Nous avons décrit ailleurs les déviations de la cloison qui accompagnent souvent les tumeurs adénoïdes ; nous avons dit comment elles pouvaient amener l'obstruction de l'une ou des deux narines et s'opposer au rétablissement de la respiration nasale. L'observation n° 1 en est un exemple. Le jeune

(1) *Du traitement des maladies de la gorge et du larynx*, par Michel, de Cologne. Traduction de R. Calmettes. Bruxelles, chez Manceaux, 1884.

homme qui en fait l'objet est aujourd'hui complètement opéré, son pharynx est absolument libre, mais les déviations du septum nasal ont oblitéré le calibre des deux narines.

De nombreuses opérations ont été instituées pour remédier à cet état; elles consistent dans le redressement simple ou dans le redressement avec perte de substance. C'est cette dernière qui devra être choisie pour le jeune malade auquel nous faisons allusion, parce que la déformation de la cloison est constituée par un écartement de ses deux lames et non par un simple changement de direction.

Contre le catarrhe simple du nez, on emploiera les lavages et les astringents; contre le catarrhe hypertrophique, les cautérisations à l'acide chromique cristallisé et mieux au galvano-cautère, ou la résection des parties hypertrophiées au moyen du serre-nœud ou de l'anse galvanique, si leur volume est trop considérable. En tous cas, on n'aura jamais recours à l'instrument tranchant (ciseaux ou bistouri), qui est d'un emploi difficile pour l'opérateur et dangereux pour le malade, à cause de l'hémorrhagie, sans qu'on en retire aucun avantage.

Bouche. — Le médecin doit aussi s'occuper de corriger l'attitude ouverte de la bouche, quand le malade ne la ferme pas spontanément après l'opération.

Pour cela on a imaginé plusieurs appareils. Le plus commode nous semble être celui de Delstanche; il consiste en une mentonnière qui « engage plutôt qu'elle ne force » la bouche à rester fermée (1). Conjointement, il peut être utile de maintenir les narines dilatées au moyen d'un petit dilatateur (2).

Thorax. — La cage thoracique se rectifie spontanément dès que l'obstruction nasale a disparu; mais si elle tardait à reprendre son développement normal, il faudrait avoir recours à une gymnastique appropriée.

Oreille. — Les troubles auriculaires sont des plus importants ; mais nous ne pouvons ici entrer dans des détails suffisants sur leur traitement. Dans la forme catarrhale, on emploiera les douches d'air; s'il y a exsudat, on fera la paracenthèse.

Dans la forme suppurée, on instituera, dès le début, un traitement rigoureusement antiseptique.

En tous cas, quelle que soit la variété d'otite à laquelle on ait affaire, il faut commencer par extirper les tumeurs adénoides, cause première des accidents.

(1) Delstanche. — *Annales des maladies de l'oreille et du larynx.* — Numéro de septembre 1885, p. 296.

(2) Delstanche, *Ibid.*

OBSERVATION I (Personnelle).

Le jeune Lucien Chr..., imprimeur, âgé de 15 ans et demi, entre à l'hôpital Bichat, service de M. Gouguenheim, salle Louis, lit n° 17, le 22 septembre 1885.

Il est déjà entré à l'hôpital pour un mal de gorge, et, à cette époque, on lui a fait la section des amygdales.

Actuellement il se plaint de s'essouffler facilement, surtout dès qu'il veut courir. La nuit, il est souvent couvert de sueurs profuses qui l'affaiblissent. Ronflement pendant le sommeil.

La bouche est constamment ouverte, le maxillaire supérieur est peu développé, les pommettes sont peu saillantes.

Le nez est aplati et n'est guère plus large à sa base qu'au niveau de la crête; il est dévié vers la droite. La déviation ne porte que sur la partie qui correspond à la cloison cartilagineuse. Les os propres ne sont pas déviés et ont conservé leur situation sur la ligne médiane, de sorte que la crête du nez a la direction d'une ligne brisée.

La lèvre supérieure, relevée, ne recouvre qu'incomplètement les dents supérieures qui font saillie en avant.

La voûte palatine est en ogive, l'arcade dentaire

supérieure, aplatie transversalement, décrit une courbure à très petit rayon. Le vomer ne fait pas saillie sur la ligne médiane du palais.

Les amygdales descendent en bas entre les piliers, pour se continuer avec le tissu adénoide de la base de la langue qui, lui-même, est très épaissi. — Ces parties, et surtout la paroi postérieure du pharynx, sont recouvertes de muco-pus. Cette paroi, essuyée avec un pinceau, apparaît pâle, anémiée et présente une seule granulation de forme allongée longue de un centimètre et large de deux ou trois millimètres environ. Les parois latérales du pharynx sont cachées par les amygdales.

La *rhinoscopie postérieure* fait voir sur la partie la plus élevée du pharynx une tumeur adénoïde séparée par des sillons de deux autres tumeurs situées plus sur le côté et s'étendant jusqu'au pavillon des trompes qu'elles recouvrent en partie. Ces tissus sont rougeâtres et recouverts de muco-pus.

Rhinoscopie antérieure. — La cloison est déviée vers la droite. —Dans son tiers antérieur elle est élargie à sa base de chaque côté. Cet élargissement, de consistance cartilagineuse, est surtout saillant dans la narine gauche, dont il bouche en partie la lumière au niveau du cornet et du méat inférieur. Quoique la muqueuse ne soit pas épaissie, le diamètre du conduit est au plus de deux millimètres. A droite, outre l'épaississement de la cloison, on voit une notable hypertrophie de la muqueuse du cornet inférieur limitée à son extrémité antérieure. La rhinoscopie postérieure fait voir un cornet inférieur complètement normal.

Une première fois, il y a trois ans, et une seconde fois, il y a un an, les oreilles ont été le siège d'écoulements purulents. Les deux membranes enfoncées présentent des cicatrices. La montre est entendue à 12 centimètres à gauche et à 11 centimètres à droite. Perception crânienne intacte.

Le thorax est peu déformé et présente seulement un peu d'aplatissement à la base sur les parties latérales.

Le 24 novembre. — Depuis que le malade est entré à l'hôpital, on a fait cinq extractions au moyen de la pince.

Rhinoscopie postérieure. — Il ne reste plus qu'une petite tumeur grosse comme une lentille. Le reste de la cavité est libre, elle apparaît profonde et nette, tapissée par une muqueuse lisse et encore un peu rouge. (On a fait une extraction hier.) Les choanes sont libres; les orifices des trompes sont recouverts par une membrane muqueuse, lisse et d'apparence normale.

La paroi postérieure du pharynx est rosée; elle n'est plus recouverte de muco-pus. La granulation qu'elle présentait a disparu. Les tronçons amygdaliens ont diminué de volume ainsi que le tissu adénoïde situé en arrière du V lingual.

Le malade dort toujours la bouche ouverte; mais si ce phénomène persiste, c'est à cause de l'obstruction des narines par la cloison déformée et par la muqueuse épaissie. On a essayé de lui faire porter une mentonnière pour maintenir la bouche fermée pendant le sommeil; mais il n'a pu la supporter à cause de la dyspnée qui devenait trop intense.

OBSERVATION II (Personnelle).

Louis D..., âgé de 13 ans et demi.

Depuis fort longtemps, cet enfant ronfle la nuit, dort la bouche ouverte et a, le matin au réveil, la bouche pâteuse et amère. Dans ces derniers temps, ces accidents se sont accentués.

Facies. — La bouche ouverte laisse voir les incisives supérieures jusqu'à la gencive et au moins la moitié des incisives inférieures. La lèvre supérieure est manifestement moins haute qu'à l'état normal. Vu de face et à l'état de repos, l'orifice buccal a la forme d'un ovoïde allongé dont le côté supérieur est plus courbe que l'inférieur. Vue de côté, la lèvre supérieure se relève à partir de la commissure jusque vers la ligne médiane. Quand on fait fermer la bouche, la lèvre retrouve sa longueur pour rejoindre l'inférieure. Il semble donc qu'il n'y a que peu ou pas d'atrophie, mais simplement rétraction. Le nez est aplati transversalement et son diamètre transversal est notablement plus petit qu'il ne devrait l'être. Vu de profil, il fait dans son ensemble une saillie qui paraît normale; son profil donne une ligne brisée dont l'angle saillant correspond à l'union de l'extrémité inférieure des os propres avec la portion cartilagineuse. Cette partie, supportée par la cloison cartilagineuse, est atrophiée et n'a pas un volume en proportion avec celui qu'indique la direction des os. Les ailes ne sont que modérément affaissées et circonscrivent des méats de dimensions à peu près normales. Le nez est un peu dévié vers la gauche.

Les maxillaires supérieurs sont très peu développés et semblent même comme affaissés, les saillies des pommettes étant absolument nulles. Le plan de celles-ci, au lieu de donner du relief au visage, forme comme un méplat. Cependant, vu la maigreur du malade, toutes les saillies osseuses, en particulier celle de la branche horizontale de l'apophyse zygomatique, apparaissent nettement sous la peau.

Par contre, le maxillaire inférieur a suivi son développement normal et donné au bas du visage un diamètre transversal assez considérable; les angles des mâchoires sont saillants.

La voûte osseuse du palais est en ogive très élevée et très rétrécie transversalement. Les dents ne chevauchent pas parce que les canines viennent seulement de percer et sont par conséquent très élevées. Les grosses molaires apparaissent à peine sous la gencive.

Les amygdales, d'un volume absolument normal, ne dépassent pas la ligne des piliers du voile palatin. La paroi postérieure du pharynx, peu enflammée, ne présente que deux ou trois granulations.

La rhinoscopie postérieure est très facile, la cavité rétro-nasale est remplie par une masse de tissu adénoïde telle que la voûte semblant abaissée cache à la vue le bord supérieur des choanes. La paroi postérieure est épaissie au point d'être de niveau avec les orifices des trompes. Ceux-ci sont entourés d'une muqueuse boursouflée et épaissie. Dans toute la cavité naso-pharyngienne, la muqueuse est rouge, enflammée et comme tuméfiée.

La muqueuse du larynx est saine, les cordes vocales sont blanches, mais ne se rapprochent pas dans l'intonation. La voix est faible, voilée, le son a du *souffle*.

Narine gauche. — La partie osseuse du cornet inférieur est très peu développée et se sépare à peine de la paroi externe de la narine; la muqueuse qui le recouvre est rosée et un peu épaissie, surtout dans la profondeur. Au contact de la sonde, elle est peu sensible et se laisse facilement déprimer.

La cloison en bas et en avant suit une direction oblique de haut en bas et de dedans en dehors, comme si elle s'épaississait au niveau du plancher des fosses nasales.

Narine droite. — Le cornet inférieur présente, quant à son squelette et à sa muqueuse, une similitude complète avec celui du côté opposé. Même état rudimentaire de l'os, même hypertrophie de la muqueuse.

Le malade est très sujet au coryza.

Oreille gauche. — La montre est entendue à 35 centimètres. La membrane est excavée (manche du marteau vu en perspective, saillie de la courte apophyse, pli postérieur très marqué). La membrane a une coloration rosée et présente la cicatrice d'une ancienne perforation.

Oreille droite. — La montre est entendue à 40 centimètres. Membrane analogue à celle du côté opposé.

La douche d'air, donnée au moyen du cathéter, améliore l'audition pour 12 heures ou 24 heures; puis la surdité augmente de nouveau.

Thorax. — Le thorax est extrêmement peu développé, et aplati transversalement à sa base. Le sternum est rentré au niveau de son extrémité inférieure. L'enfant est chétif et maigre.

Le 26 novembre 1885, M. Ladreit de Lacharrière extrait, au moyen de la pince, un fragment de la tumeur.

OBSERVATION III

(Communiquée par le Dr P. Ayssaguer).

Stéphane C., âgé de 6 ans, vient à notre clinique le 2 octobre 1885. — Sa mère, qui l'accompagne, nous dit que l'enfant n'entend pas très bien depuis environ 6 mois, et qu'il paraît devenir de plus en plus sourd.

L'enfant présente le facies caractéristique des tumeurs adénoïdes du pharynx : face hébétée, bouche toujours ouverte, respiration purement buccale. Il paraît en outre très peu développé pour son âge, et la poitrine présente les déformations spéciales. L'examen des oreilles ne révèle rien de particulier, si ce n'est un enfoncement de la membrane de chaque côté, ainsi qu'une saillie assez prononcée de l'apophyse externe du marteau. Jamais d'écoulement. La surdité est assez prononcée : la montre n'est entendue qu'au contact, et la voix chuchotée à 30 centimètres environ. L'examen rhinoscopique et surtout le toucher font constater très facilement l'existenee d'une masse adénoïde remplissant toute la cavité naso-pharyngienne.

Après une première ablation, au moyen de la pince ordinaire, d'une petite partie de la tumeur, l'enfant ne veut à aucun prix se laisser opérer une seconde fois. Aussi, après plusieurs tentatives infructueuses, sommes-nous obligés d'avoir recours au sommeil chloroformique pour l'opérer en une seule séance, et le débarrasser ainsi en une seule fois de toutes les tumeurs adénoïdes.

L'opération eut lieu le 10 octobre au matin. Aidé de mon chef de clinique, qui maintenait toujours l'enfant sous l'action du chloroforme, je pus, après une vingtaine d'introductions de la pince dans la cavité naso-pharyngienne, enlever entièrement toute la tumeur. L'opération ne fut terminée que lorsque je m'assurai avec le doigt qu'il ne restait plus de trace de la tumeur dans aucun point de la cavité rétro-pharyngienne.

L'opération dura une demi-heure environ. L'hémorrhagie fut peu abondante. L'enfant avala une certaine quantité de sang qu'il vomit ensuite dans la journée. La première remarque qu'il fit, dès qu'il fut éveillé, fut de dire combien il respirait facilement par le nez.

L'enfant passa la journée au lit, le soir il ne se plaignait de rien ; pas de mouvement fébrile. Le lendemain il se leva, et, pas plus que les jours suivants, n'éprouva rien d'anormal ; à aucun moment pas la moindre réaction fébrile.

Au bout de quelques jours déjà, les parents purent constater que l'audition était beaucoup meilleure et que la respiration par le nez était parfaite. Plus de nasonnement, plus de ronflement la nuit. Nous voyons notre malade de temps en temps, et aujourd'hui l'enfant, qui n'a subi aucun traitement consécutif, soit local, soit général, entend très bien et s'est en outre beaucoup développé.

Sans vouloir insister sur les bons résultats, aujourd'hui connus, de l'ablation des tumeurs adénoïdes du pharynx nasal, cette observation montre un point de la question sur lequel on n'a peut-être pas encore suffisamment insisté : nous voulons parler de la possibilité et de l'innocuité de l'opération faite en une seule séance au moyen du chloroforme. C'est un fait que nous avons eu l'occasion déjà de constater plusieurs fois, et sur lequel nous nous promettons de revenir ultérieurement.

APPENDICE [1]

De l'obstruction des fosses nasales, principalement par les tumeurs adénoïdes, dans leurs rapports avec les déviations de la colonne vertébrale et les déformations thoraciques.

L'obstruction nasale est la cause d'un grand nombre de scolioses et cyphoses, et de déformations thoraciques.

Les déformations le plus souvent observées sont par ordre de fréquence :

1° La déformation de la poitrine signalée par Dupuytren, Robert, etc., à la suite de l'hypertrophie des amygdales.

La poitrine est rétrécie, déprimée en sillons profonds sur ses parties latérales et moyennes.

Au niveau des insertions du diaphragme. Les creux sus et sous-claviculaires sont très prononcés.

Les épaules sont projetées en avant.

(1) Nous devons à l'extrême obligeance de M. le Dr Redard, chirurgien du Dispensaire Furtado Heine, les conclusions d'un travail actuellement en préparation sur l'obstruction des fosses nasales dans ses rapports avec les déviations de la colonne vertébrales et les déformations thoraciques. Nous donnons ici ces conclusions telles qu'elles nous ont été remises.

Un creux très prononcé à la partie moyenne du sternum existe souvent ;

2° La cyphose dorsale prononcée ;

3° La scoliose dorsale, principalement du côté droit, chez les jeunes filles.

Ces différentes difformités peuvent se combiner et coexister chez le même sujet ;

4° Les scolioses d'origine nasale sont généralement peu prononcées, moyennes, à évolution lente, se modifiant avec l'état général du sujet et après la période de croissance ;

5° Elles apparaissent et se développent surtout pendant l'adolescence, *au moment de la période de croissance* chez les sujets à développement rapide et à santé délicate.

L'obstruction nasale paraît jouer à ce moment le rôle de cause occasionnelle. Lorsque l'enfant a grandi, la scoliose peut rester stationnaire et même s'améliorer.

Les déformations de la poitrine, la cyphose, s'observent au contraire pendant l'enfance, s'accentuant, il est vrai, à la période de développement ;

6° L'obstruction nasale est causée le plus souvent par les tumeurs adénoïdes et leurs diverses variétés.

Viennent ensuite :

L'hypertrophie nasale, etc. ;

La déviation avec hypertrophie de la cloison ;

Les malformations de la charpente osseuse du nez ;

Le rétrécissement osseux de l'orifice postérieur des fosses nasales.

Ces dernières affections accompagnent généralement les tumeurs adénoïdes ;

7° Les déformations du thorax rattachées par les auteurs à l'hypertrophie des amygdales, nous paraissent bien plutôt dues à l'obstruction nasale par des tumeurs adénoïdes, qui, d'après nos observations, accompagnent presque toujours l'hypertrophie amygdalienne.

L'obstruction nasale est bien plus efficacement produite par les masses adénoïdes que par l'hypertrophie des amygdales.

Dans quelques cas exceptionnels d'hypertrophie volumineuse des amygdales, *sans complications de tumeurs adénoïdes* et d'étroitesse des fosses nasales, la circulation aérienne dans le pharynx, le nez, les voies respiratoires supérieures se faisait facilement. Il n'entrait pas non plus dans ces observations de déformations thoraciques ou vertébrales ;

8° La cause des déformations signalées nous paraît être la difficulté de l'entrée de l'air pendant l'inspiration, au tirage, à la quantité d'air inspiré, surtout pendant la nuit, conséquences de l'obstruction nasale...

Ces déformations doivent être distinguées de celles dues au rachitisme qui n'existait pas chez nos sujets.

TABLE

CHAPITRE III

CHAPITRE IV

CHAPITRE V

DIAGNOSTIC

CHAPITRE VI

TRAITEMENT

5954. — Poitiers, Imprimerie BLAIS, ROY et Cie, rue Victor-Hugo

COLLET (J.). *Étude sur les végétations adénoïdes* du pharynx nasal, 1886, gr. in-8, 100 pages. . . . . 2 fr.

CZERMAK (J.-N.). *Du laryngoscope* et de son emploi en physiologie et en médecine, 1860, in-8, avec 2 planches et 31 fig. . 3 fr. 50

DESPRÈS. *Des tumeurs des muscles*, 1866, in-8. . . . . . . 3 fr.

GELADE (E.). *De la tuberculose buccopharyngée* (Phthisie buccale), 1878, in-8, 47 pages. . . . . 1 fr. 50

GROSS. *Tumeurs perlées*, 1885, gr. in-8. . . . . 1 fr. 50

MANDL. *Hygiène de la voix parlée ou chantée*, suivie du formulaire pour le traitement des affections de la voix. 2e *édition*, 1879, 1 volume in-18 de 320 pages, avec figures, cartonné. . . . . 4 fr. 50

MORELL-MACKENSIE. *Du laryngoscope* et de son emploi dans les maladies de la gorge, avec un appendice sur la rhinoscopie, traduit de l'anglais par le docteur E. NICOLAS-DURANTY, 1867, in-8, XII-156 p., avec 40 fig. . . . . 4 fr.

NICOLAS-DURANTY. *Diagnostic des paralysies motrices* des muscles du larynx, 1872, in-8, 48 p., avec 3 pl. . . . . 2 fr.

SCHWARTZ. *Des tumeurs du larynx*, 1886, gr. in-8, 294 pages, avec figures. . . . . 6 fr.

SESTIER. *Traité de l'angine laryngée œdémateuse*, 1852, 1 volume in-8. 7 fr. 50

TRÉVOUX. *Les tumeurs à tissus multiples*, 1888, in-8. . . . 3 fr.

TROUSSEAU et BELLOC (H.). *Traité pratique de la phthisie laryngée*, de la laryngite chronique et des maladies de la voix, 1837, 1 vol. in-8 de 488 pages, avec 9 pl. Fig. noires. . . . . 7 fr.
Fig. coloriées. . . . . 10 fr.

TURCK (Ludwig). *Méthode pratique de laryngoscopie*, 1861, in-8, 80 pages, avec planche lithographiée et 20 figures. . . . 3 fr. 50

VILLAR. *Tumeurs de l'ombilic*, 1886, gr. in-8. . . . . 3 fr. 50

POITIERS. — IMPRIMERIE BLAIS ROY ET Cie, 7, RUE VICTOR-HUGO.

www.ingramcontent.com/pod-product-compliance
Ingram Content Group UK Ltd.
Pitfield, Milton Keynes, MK11 3LW, UK
UKHW020602180726
13838UKWH00001B/384